Inhaltsverzeichnis

Einleitung

Mein Name ist Laura, und ich möchte euch auf eine Reise mitnehmen – meine Reise zu einem gesünderen und fitteren Ich. Alles begann im Jahr 2018, als ich beschloss, dass ich sportlicher und fitter werden möchte. Doch der Weg war nicht immer einfach, und es gab viele Herausforderungen zu meistern.

Schon seit meiner Kindheit liebte ich gutes Essen. Meine Mutter kommt aus Russland und mein Vater aus Kasachstan. Die kulinarischen Traditionen meiner Familie sind tief in mir verwurzelt. Besonders prägend waren die Besuche bei meiner Großmutter, die eine hervorragende Köchin war. Ihre Gerichte wie Schaschlik, Plov, Mante, Pelmeni und Borschtsch waren unwiderstehlich, und ich aß oft große Portionen, weil es einfach zu lecker war. Dies führte dazu, dass ich schon als Kind etwas pummelig war.

Meine ersten sportlichen Erfahrungen sammelte ich, als ich acht Jahre alt war und mit meinem drei Jahre älteren Bruder mit dem Kampfsport begann. Das Training half uns nicht nur körperlich, sondern auch mental, insbesondere gegen den Stress und die Hänseleien in der Schule, da ich damals noch nicht gut Deutsch sprach.

Als sich meine Eltern trennten, lebte ich zunächst bei meiner Mutter, doch während der Pubertät kamen wir nicht gut miteinander klar. Schließlich zog ich zu meinem Vater nach Nordrhein-Westfalen, was eine große Veränderung für mich bedeutete. Mit 16 wollte ich mich im Fitnessstudio anmelden, aber mein Vater meinte, ich solle bis 18 warten und selbst entscheiden. Mit 17 begann ich nach meinem

Realschulabschluss eine Ausbildung zur technischen Systemplanerin, was mir ein neues Gefühl von Stabilität und Zielstrebigkeit gab.

Mit 18 meldete ich mich schließlich im Fitnessstudio an. Anfangs war ich voller Tatendrang und wollte mich fit und gesund fühlen. Ich hatte das Glück, einen Trainer zu finden, der mich unterstützte und mit mir trainierte. Wir diskutierten viel über gesunde Ernährung, und ich lernte, auf die richtige Balance von Nährstoffen zu achten.

Trotz meiner Bemühungen machte ich jedoch einen entscheidenden Fehler: Ich aß zu viel. Obwohl ich gesunde Rezepte lernte und mein Essen abwog, waren meine Portionen oft zu groß. Mit einer Körpergröße von 1,59 m waren zwei volle Teller einfach zu viel. Ein Jahr später sprach mein Vater mit mir über mein Gewicht, und auch mein Arzt riet mir, abzunehmen, um meine Gesundheit zu verbessern. Ein langes Gespräch mit meinem Vater brachte mich schließlich zum Nachdenken, und ich erkannte, dass ich etwas ändern musste.

Ich entschied mich, meine Ernährung komplett umzustellen und ein Kaloriendefizit zu schaffen. Ich begann, bewusster und weniger zu essen, setzte auf frische, unverarbeitete Lebensmittel und achtete darauf, die richtige Menge an Kalorien zu mir zu nehmen. Ich lernte, wie viel Kohlenhydrate, Proteine und Fette in 100 g Obst und Gemüse enthalten sind, und passte meine Portionen entsprechend an. Der Schlüssel war, auf meinen Magen zu hören und nicht auf meinen Kopf. Ich aß langsamer und trank viel Wasser, um ein Sättigungsgefühl zu erreichen.

Durch die Kombination aus gesunder Ernährung und regelmäßigem Training verlor ich schließlich 15 Kilogramm. Es war nicht immer einfach, und es gab Tage, an denen ich aufgeben wollte. Aber ich hielt durch und wurde mit einem gesünderen und fitteren Körper belohnt. Mein Vater unterstützte mich während dieser Zeit und half mir, motiviert zu bleiben.

Heute geht es mir besser als je zuvor. Ich fühle mich fit und gesund und habe gelernt, auf meinen Körper zu hören und ihn zu respektieren. Ich hoffe, dass meine Geschichte auch euch inspirieren und motivieren kann. Egal, wo ihr geradesteht oder welche Herausforderungen ihr zu bewältigen habt, es ist möglich, eure Ziele zu erreichen und ein gesünderes, glücklicheres Leben zu führen.

Begleitet mich auf dieser Reise, und lasst uns gemeinsam herausfinden, wie wir unsere Träume verwirklichen können.

Eure,
Laura

Kapitel 1: Meine Wurzeln und die Liebe zum Essen

Familiäre Einflüsse

Ich habe schon immer eine Leidenschaft für gutes Essen gehabt. Meine Mutter kommt aus Russland und mein Vater aus Kasachstan. Die kulinarischen Traditionen meiner Familie sind tief in mir verwurzelt. Schon als Kind verbrachte ich viel Zeit bei meiner Großmutter, die eine hervorragende Köchin war. Ihre Gerichte wie Schaschlik, Plov, Mante, Pelmeni und Borsch waren unwiderstehlich. Ich aß oft große Portionen, weil es einfach zu lecker war, was dazu führte, dass ich schon als Kind etwas pummelig war.

Essen spielte in meiner Familie eine zentrale Rolle. Es war mehr als nur eine Nahrungsaufnahme; es war ein Akt der Liebe, ein Ritual, das uns zusammenbrachte. Meine Großmutter legte viel Wert auf die Zubereitung der Speisen. Sie verbrachte Stunden in der Küche, um sicherzustellen, dass jedes Gericht perfekt war. Die Zutaten wurden sorgfältig ausgewählt, oft frisch vom Markt oder aus dem eigenen Garten.

<u>Die Bedeutung von Essen in meiner Familie</u>

In unserer Familie war Essen mehr als nur Nahrungsaufnahme. Es war ein Akt der Liebe und des Zusammenhalts. Meine Großmutter bereitete die Mahlzeiten mit viel Hingabe zu, und jede Mahlzeit war ein Fest. Besonders die russischen und kasachischen Gerichte waren fester Bestandteil unseres Alltags. Schaschlik, saftige Fleischspieße, die stundenlang mariniert wurden, war eines meiner Lieblingsgerichte. Plov, ein würziges Reisgericht mit Fleisch und Karotten, war ein weiteres Highlight. Mante und Pelmeni, gefüllte Teigtaschen, sowie Borsch, eine reichhaltige Rote-Bete-Suppe, gehörten ebenfalls zu den Favoriten.

Jede Mahlzeit war ein Ereignis, bei dem die Familie zusammenkam. Wir saßen alle um den großen Esstisch, der immer reich gedeckt war. Es gab nicht nur Hauptgerichte, sondern auch eine Vielzahl von Beilagen und Salaten. Die Gerichte wurden oft in großen Mengen zubereitet, sodass jeder nach Herzenslust zugreifen konnte. Besonders bei Familienfeiern und Festen waren die Tische reichlich gedeckt. Es war üblich, dass man sich mehrmals nachnahm und oft noch lange nach dem eigentlichen Essen zusammensaß, redete und lachte.

Eine Kindheit voller Genuss

Die Zeit bei meiner Großmutter war geprägt von kulinarischen Erlebnissen. Sie zeigte mir, wie man traditionelle Gerichte zubereitet, und ich half ihr oft in der Küche. Schon früh lernte ich, wie wichtig frische Zutaten und die richtige Zubereitung sind. Die Gerüche und Aromen, die durch das Haus zogen, waren unwiderstehlich, und es war schwer, sich bei den Mahlzeiten zurückzuhalten. Oft nahm ich Nachschlag, und meine Großmutter freute sich, wenn ich mit Appetit aß.

Meine Großmutter war eine geduldige Lehrerin. Sie erklärte mir die Bedeutung jeder Zutat und zeigte mir, wie man sie richtig vorbereitet. Wir verbrachten Stunden damit, Gemüse zu schneiden, Fleisch zu marinieren und Teig zu kneten. Besonders die Zubereitung von Mante und Pelmeni machte mir Spaß. Es war eine Kunst, den Teig dünn auszurollen und die Füllung gleichmäßig zu verteilen. Ich lernte, wie man die Teigtaschen geschickt faltet, sodass sie während des Kochens nicht auseinanderfallen.

Schaschlik: Ein Geschmack von Zuhause

Schaschlik war eines der Gerichte, das für mich immer mit Heimat und Familie verbunden war. Die Zubereitung begann oft schon am Vortag, wenn meine Großmutter das Fleisch in einer speziellen Marinade einlegte. Sie benutzte eine Mischung aus Essig, Zwiebeln, Pfeffer und verschiedenen Gewürzen, die dem Fleisch einen unverwechselbaren Geschmack verlieh. Am nächsten Tag wurde das Fleisch dann auf Spieße gesteckt und über offenem Feuer gegrillt. Der Duft von gegrilltem Fleisch, der durch den Garten zog, war unvergleichlich.

Während das Fleisch grillte, bereitete meine Großmutter verschiedene Beilagen vor. Es gab immer eine Vielzahl von Salaten, Brot und oft auch frisches Gemüse aus dem Garten. Die ganze Familie half mit, den Tisch zu decken und alles vorzubereiten. Wenn das Schaschlik fertig war, versammelten wir uns um den Tisch und genossen das köstliche Essen. Die Gespräche und das Lachen um den Tisch herum machten jede Mahlzeit zu einem besonderen Ereignis.

Plov: Ein Festmahl für besondere Anlässe

Plov war ein weiteres Gericht, das in unserer Familie eine besondere Bedeutung hatte. Es wurde oft zu besonderen Anlässen oder Feiern zubereitet. Die Zubereitung von Plov war ein aufwendiger Prozess, der viel Geduld und Aufmerksamkeit erforderte. Meine Großmutter begann damit, das Fleisch in große Stücke zu schneiden und mit Zwiebeln und Karotten anzubraten. Dann fügte sie den Reis hinzu und ließ das Ganze langsam köcheln, bis der Reis die Aromen des Fleisches und der Gewürze aufgesogen hatte.

Die Zubereitung von Plov war immer ein Gemeinschaftserlebnis. Oft halfen meine Tanten und Onkel in der Küche mit, und jeder hatte seine spezielle Aufgabe. Während der Reis kochte, wurden Salate und Beilagen vorbereitet. Es war eine Freude, das fertige Plov zu sehen, das in großen Schüsseln auf den Tisch gebracht wurde. Der Duft von Gewürzen und Fleisch erfüllte das Haus, und das gemeinsame Essen war ein Fest für die Sinne.

Mante und Pelmeni: Handwerk und Genuss

Die Zubereitung von Mante und Pelmeni war eine Kunst, die meine Großmutter meisterhaft beherrschte. Diese gefüllten Teigtaschen waren in unserer Familie sehr beliebt und wurden oft zu besonderen Gelegenheiten zubereitet. Der Teig musste dünn und gleichmäßig ausgerollt werden, und die Füllung aus Fleisch, Zwiebeln und Gewürzen musste sorgfältig portioniert werden. Es war eine Freude, meiner Großmutter zuzusehen, wie sie die Teigtaschen geschickt faltete und darauf achtete, dass keine Füllung herauslief.

Auch hier war die Zubereitung oft ein gemeinsames Erlebnis. Meine Großmutter zeigte mir und meinen Geschwistern, wie man den Teig ausrollt und die Füllung richtig portioniert. Wir verbrachten Stunden damit, Mante und Pelmeni zu formen und sie dann in großen Töpfen zu kochen. Das fertige Ergebnis war immer köstlich, und wir genossen die gefüllten Teigtaschen oft mit saurer Sahne und frischen Kräutern.

Borsch: Ein Klassiker der russischen Küche

Borsch war ein weiteres Gericht, das in unserer Familie eine wichtige Rolle spielte. Diese reichhaltige Rote-Bete-Suppe war besonders in den kälteren Monaten ein beliebtes Gericht. Meine Großmutter begann damit, das Gemüse – Rote Bete, Karotten, Kartoffeln und Kohl – sorgfältig zu schneiden. Dann bereitete sie die Brühe vor, in der das Gemüse langsam gekocht wurde. Der Borsch wurde oft mit saurer Sahne und frischem Dill serviert, was ihm einen unverwechselbaren Geschmack verlieh.

Die Zubereitung von Borsch war ein langsamer Prozess, der viel Geduld erforderte. Meine Großmutter achtete darauf, dass die Suppe lange genug kochte, damit sich die Aromen voll entfalten konnten. Der Duft von Borsch, der durch das Haus zog, war unvergleichlich. Wenn die Suppe fertig war, versammelte sich die ganze Familie um den Tisch und genoss das köstliche Essen. Borsch war nicht nur ein nahrhaftes Gericht, sondern auch ein Symbol für die Wärme und Geborgenheit der Familie.

Erste sportliche Erfahrungen

Trotz meiner Liebe zum Essen war ich immer sportlich. Mit acht Jahren begannen mein drei Jahre älterer Bruder und ich mit dem Kampfsport. Das Training half uns nicht nur körperlich, sondern auch mental. Es war ein gutes Ventil gegen den Stress und die Hänseleien in der Schule, da ich nicht gut Deutsch sprach und oft gehänselt wurde. Der Kampfsport stärkte mein Selbstbewusstsein und gab mir die Kraft, mich in schwierigen Situationen zu behaupten.

Die Rolle des Kampfsports

Der Kampfsport spielte eine wichtige Rolle in meiner Kindheit. Mein Bruder und ich besuchten regelmäßig das Training, und es wurde schnell zu einem festen Bestandteil unseres Lebens. Wir lernten nicht nur verschiedene Techniken, sondern auch Disziplin und Durchhaltevermögen. Das Training war oft hart, aber es half uns, unseren Körper und unseren Geist zu stärken. Es war ein Ort, an dem wir uns austoben und gleichzeitig neue Fähigkeiten erlernen konnten.

Kampf gegen das Mobbing

In der Schule hatte ich oft mit Mobbing zu kämpfen, weil ich nicht gut Deutsch sprach und etwas pummelig war. Das Training im Kampfsport gab mir das Selbstvertrauen, mich gegen die Hänseleien zu wehren. Ich lernte, dass ich stark und fähig war und dass ich mich nicht von anderen einschüchtern lassen musste. Der Kampfsport half mir, meine Ängste zu überwinden und mich selbstbewusster zu fühlen.

Rückblickend

Rückblickend sehe ich, wie sehr mich die kulinarischen Traditionen und die familiäre Atmosphäre geprägt haben. Essen war für mich immer mit positiven Emotionen verbunden. Die Liebe und Wärme, die ich durch die gemeinsamen Mahlzeiten mit meiner Familie erfahren habe, sind unvergesslich. Besonders die Gerichte meiner Großmutter haben nicht nur meinen Gaumen, sondern auch mein Herz erobert. Ihre Hingabe und Leidenschaft beim Kochen haben mich inspiriert und gezeigt, wie wichtig es ist, mit Liebe und Sorgfalt für sich selbst und seine Liebsten zu kochen.

Die kulinarischen Einflüsse aus Russland und Kasachstan haben meine Geschmacksvorlieben geprägt und mir eine Vielzahl an Geschmackserlebnissen geschenkt, die ich heute noch schätze. Die Aromen von Schaschlik, Plov und Pelmeni erinnern mich stets an die Geborgenheit und Verbundenheit in unserer Familie.

Diese Wurzeln haben mich auch während meiner Reise zu einem gesünderen Lebensstil begleitet. Sie haben mir gezeigt, dass Essen nicht nur Nahrungsaufnahme ist, sondern auch eine Quelle der Freude und der Erinnerungen.

Kapitel 2: Familiäre Veränderungen und neue Herausforderungen

Die Trennung meiner Eltern und meine Zeit bei meiner Mutter

Als ich 10 Jahre alt war, trennten sich meine Eltern. Dieses Ereignis war ein einschneidender Wendepunkt in meinem Leben. Nach der Trennung verbrachte ich zunächst ein halbes Jahr bei meiner geliebten Oma. Ihre Gegenwart und ihre Kochkünste waren ein großer Trost für mich in dieser schwierigen Zeit. Bei ihr fühlte ich mich sicher und geborgen, auch wenn ich die tägliche Anwesenheit meiner Eltern schmerzlich vermisste.

Nach meinem Aufenthalt bei meiner Oma zog ich dann zu meiner Mutter. Für die nächsten drei Jahre lebte ich bei ihr, während mein Bruder bei unserem Vater blieb. Die Umstellung war nicht einfach. Die Dynamik in unserer Familie hatte sich stark verändert, und ich musste mich an eine neue Lebenssituation anpassen. Obwohl meine Mutter alles tat, um uns Kindern ein stabiles und liebevolles Umfeld zu bieten, spürte ich die Auswirkungen der Trennung meiner Eltern weiterhin stark.

Zeit der Unsicherheit und schulische Herausforderungen

Die Zeit bei meiner Mutter war geprägt von Unsicherheit und Anpassungsschwierigkeiten. Ich war zu dieser Zeit sehr schüchtern und zurückhaltend, was es mir erschwerte, mich in der Schule und unter Gleichaltrigen zurechtzufinden. Die Schulzeit war eine Herausforderung für mich. Ich kämpfte damit, neue Freundschaften zu schließen und meinen Platz in der Klasse zu finden. Die Trennung meiner Eltern hinterließ tiefe Spuren, die auch meine schulische Leistung beeinflussten.

Der Wechsel zu meinem Vater

Nach intensiven Überlegungen und vielen Gesprächen entschied ich mich schließlich, zu meinem Vater nach Nordrhein-Westfalen zu ziehen. Diese Entscheidung traf ich nicht leichtfertig. Der Umzug bedeutete, meine vertraute Umgebung und meine Freunde in Baden-Württemberg zu verlassen. Dennoch spürte ich, dass es notwendig war, um ein stabileres und harmonischeres Leben zu führen.

Unterstützung von meinem Papa und die Bedeutung von Familie

Mein Vater war erleichtert und glücklich, mich bei sich aufnehmen zu können. Er unterstützte mich nach Kräften, sowohl emotional als auch praktisch. Seine liebevolle Fürsorge half mir, mich in meiner neuen Umgebung zurechtzufinden und Sicherheit zu gewinnen. Wir verbrachten viel Zeit miteinander, redeten über meine Gefühle und Herausforderungen und bauten eine starke Bindung auf.

Während dieser schwierigen Phasen spielte meine Familie eine entscheidende Rolle. Sowohl meine Oma als auch mein Vater gaben mir die Unterstützung und Liebe, die ich brauchte, um die Veränderungen in meinem Leben zu bewältigen. Ihre Fürsorge half mir, auch in turbulenten Zeiten durchzuhalten und mich weiterzuentwickeln.

Die Erfahrungen meiner Kindheit und Jugend haben mich stark geprägt und mich zu der Person gemacht, die ich heute bin. Die Trennung meiner Eltern war eine schwierige Zeit voller Unsicherheit und Veränderungen. Rückblickend bin ich dankbar für die Unterstützung meiner Familie und die Möglichkeiten, die mir geboten wurden, meinen eigenen Weg zu gehen.

Kapitel 3: Der Einstieg ins Fitnessleben

Der Beginn im Fitnessstudio

Mit meinem 18. Geburtstag fasste ich den Entschluss, mich im Fitnessstudio anzumelden. Es war ein bedeutender Schritt für mich, motiviert durch den Wunsch, fit und gesund zu werden. Der Gedanke, meine körperliche Gesundheit zu verbessern, war für mich von großer Bedeutung, besonders nach den turbulenten Jahren der familiären Veränderungen.

Ich hatte das Glück, einen engagierten Trainer zu finden, der mich nicht nur unterstützte, sondern auch zu einem Freund wurde. Er half mir nicht nur bei meinem Trainingsplan, sondern wir teilten auch gemeinsame Mahlzeiten, bei denen wir über gesunde Ernährung und Fitness philosophierten. Diese Gespräche öffneten mir die Augen für die Bedeutung einer ausgewogenen Ernährung und die richtige Auswahl von Lebensmitteln.

Der Abschied vom Trainer und eine neue Beziehung

Nach einiger Zeit des Trainings und der Anpassung meiner Ernährung erlebte ich einen weiteren Einschnitt: Mein Trainer, der mich so unterstützend begleitet hatte, zog weg. Sein Fortgang war für mich ein Verlust, da er nicht nur ein professioneller Begleiter, sondern auch ein Freund geworden war. Seine Ratschläge und seine Motivation hatten mir geholfen, große Fortschritte zu machen, und ich war besorgt darüber, wie ich nun ohne seine Unterstützung weitermachen könnte.

In dieser Zeit der Veränderung und Unsicherheit trat jedoch jemand Neues in mein Leben: Joshua. Er war anders als jeder Mann, den ich zuvor getroffen hatte. Mit seiner einfühlsamen Art und seinem Verständnis half er mir, die Herausforderungen zu meistern, die mit dem Abschied von meinem Trainer verbunden waren. Wir verstanden uns auf einer tieferen Ebene und teilten viele gemeinsame Interessen, insbesondere unsere Leidenschaft für einen gesunden Lebensstil und Fitness.

Unsere Beziehung entwickelte sich schnell und tiefgründig. Joshua unterstützte mich nicht nur emotional, sondern brachte auch neue Perspektiven in mein Leben ein. Durch ihn verbesserte sich nicht nur meine Deutschkenntnis, sondern er half mir auch, meine Selbstzweifel zu überwinden.

Die Bedeutung von Liebe und Unterstützung

Joshua war ein wesentlicher Bestandteil meiner Reise zur Gesundheit und Selbstakzeptanz. Seine bedingungslose Liebe und Unterstützung halfen mir, mich selbst anzunehmen und meine körperlichen Ziele mit mehr Zuversicht anzugehen. Wir teilten viele Stunden im Fitnessstudio und bei gesunden Mahlzeiten, die nicht nur unser Körpergefühl stärkten, sondern auch unsere Bindung vertieften.

In den kommenden Monaten und Jahren lernte ich durch Joshua viel über Geduld, Selbstfürsorge und die Bedeutung eines ausgewogenen Lebensstils. Seine Anwesenheit war eine konstante Quelle der Motivation und Inspiration für mich, während ich weiterhin an mir arbeitete und mein Wohlbefinden verbesserte.

Ein neues Kapitel beginnt

Mit Joshua an meiner Seite fühlte ich mich stark und unterstützt, bereit, neue Herausforderungen anzunehmen und mich weiter zu entwickeln. Unsere gemeinsame Reise war nicht nur eine Reise zur körperlichen Gesundheit, sondern auch zu innerem Wachstum und persönlicher Entwicklung.

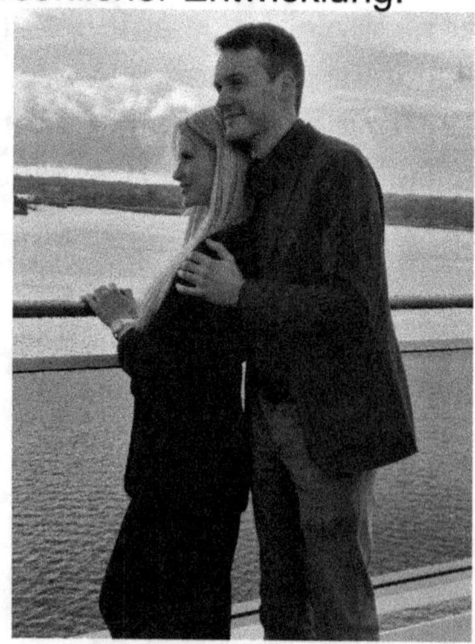

Kapitel 4: Die Wende

Ein ernüchterndes Gespräch

Ein langes Gespräch mit meinem Vater und die ernsten Worte meines Arztes brachten mich zum Nachdenken. Beide waren besorgt um meine Gesundheit und rieten mir dringend, mein Gewicht zu reduzieren. Es war ein Weckruf für mich, dass sich etwas ändern musste, wenn ich langfristig gesund bleiben wollte.

Neue Ernährungsgewohnheiten

Ich entschied mich, meine Ernährung komplett umzustellen. Der Schlüssel lag darin, bewusster und weniger zu essen. Ich begann, auf frische, unverarbeitete Lebensmittel zu setzen und achtete darauf, die richtige Menge an Kalorien zu mir zu nehmen. Dabei lernte ich, wie viel Kohlenhydrate, Proteine und Fette in 100 g Obst und Gemüse enthalten sind und passte meine Portionen entsprechend an. Ein wichtiger Aspekt war auch, auf mein Hunger- und Sättigungsgefühl zu achten, anstatt mich von Emotionen leiten zu lassen.

Die Bedeutung eines Kaloriendefizits

Um mein Ziel zu erreichen, schuf ich ein Kaloriendefizit. Das bedeutete, dass ich weniger Kalorien zu mir nahm, als mein Körper für den täglichen Bedarf benötigte. Dies half mir dabei, überschüssiges Fett zu verbrennen und meine Gewichtsziele zu erreichen. Dabei war es wichtig, dass ich mich trotz des Defizits ausgewogen und nährstoffreich ernährte, um meine

Energielevels und meine sportliche Leistungsfähigkeit aufrechtzuerhalten.

Gesundheitsbewusstsein und Selbstfürsorge

Während dieser Umstellung auf eine gesunde Ernährung lernte ich viel über Selbstfürsorge und die Bedeutung einer ausgewogenen Lebensweise. Ich lernte, wie ich gesunde Mahlzeiten zubereiten konnte, die nicht nur gut für meinen Körper waren, sondern auch köstlich schmeckten. Dabei entdeckte ich neue Rezepte und Lebensmittelkombinationen, die mir halfen, meine Ziele zu erreichen, ohne dabei auf Genuss verzichten zu müssen.

Ein neues Kapitel beginnt

Mit meinen neuen Ernährungsgewohnheiten fühlte ich mich energiegeladen und motiviert. Der Prozess war nicht nur eine körperliche Veränderung, sondern auch eine Reise zur Selbstakzeptanz und zur Verbesserung meines Gesundheitszustandes. Ich war bereit, neue Herausforderungen anzunehmen und mein Leben mit einer positiven Einstellung weiterzuführen.

Diese Zusammenfassung zeigt, wie du durch ein ernüchterndes Gespräch motiviert wurdest, deine Ernährungsgewohnheiten zu ändern, und wie du ein Kaloriendefizit eingeführt hast, um deine Gesundheitsziele zu erreichen.

<u>**Für die 10 gesunden Rezepte, die für Sportler geeignet sind, findest du sie hier:**</u>

1. Gegrilltes Hähnchen mit Quinoa und Gemüse
2. Gebackener Lachs mit Süßkartoffeln
3. Quinoa-Salat mit Avocado und Kichererbsen
4. Protein-Pancakes
5. Griechischer Joghurt mit Beeren und Nüssen
6. Gemüseomelett
7. Quark mit Früchten und Nüssen
8. Vollkorn-Sandwich mit Putenbrust und Avocado
9. Grüner Smoothie
10. Gebackene Gemüsespieße

Diese Rezepte bieten eine Vielzahl gesunder Optionen für Sportler, die einfach zuzubereiten und gleichzeitig nahrhaft sind.

1. Gegrilltes Hähnchen mit Quinoa und Gemüse

Zutaten:
- 2 Hähnchenbrustfilets
- 1 Tasse Quinoa
- Gemüse nach Wahl (z.B. Paprika, Zucchini, Brokkoli)
- Olivenöl
- Salz und Pfeffer

Zubereitung:
1. Hähnchenbrustfilets mit Salz und Pfeffer würzen und auf dem Grill oder in einer Pfanne braten, bis sie durchgegart sind.
2. Quinoa nach Packungsanleitung kochen.
3. Gemüse in Olivenöl anbraten, bis es bissfest ist.
4. Hähnchen mit Quinoa und Gemüse servieren.

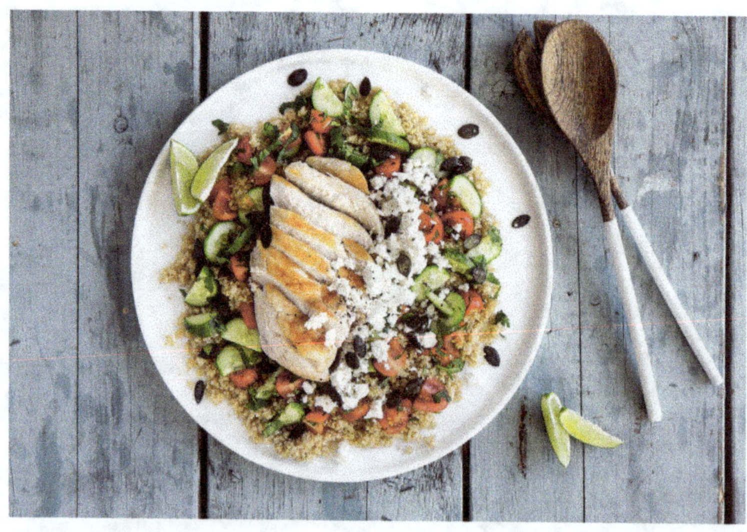

2. Gebackener Lachs mit Süßkartoffeln

<u>Zutaten:</u>
- 2 Lachsfilets
- 2 Süßkartoffeln
- Frischer Spinat
- Zitrone
- Olivenöl
- Salz und Pfeffer

<u>Zubereitung:</u>
1. Lachsfilets mit Zitronensaft beträufeln und mit Salz und Pfeffer würzen.
2. Süßkartoffeln schälen, in Scheiben schneiden und mit Olivenöl beträufeln. Im Ofen bei 200°C etwa 20-25 Minuten backen, bis sie weich sind.
3. Lachsfilets auf ein Backblech legen und zusammen mit den Süßkartoffeln weitere 15-20 Minuten backen, bis der Lachs durchgegart ist.
4. Mit frischem Spinat servieren.

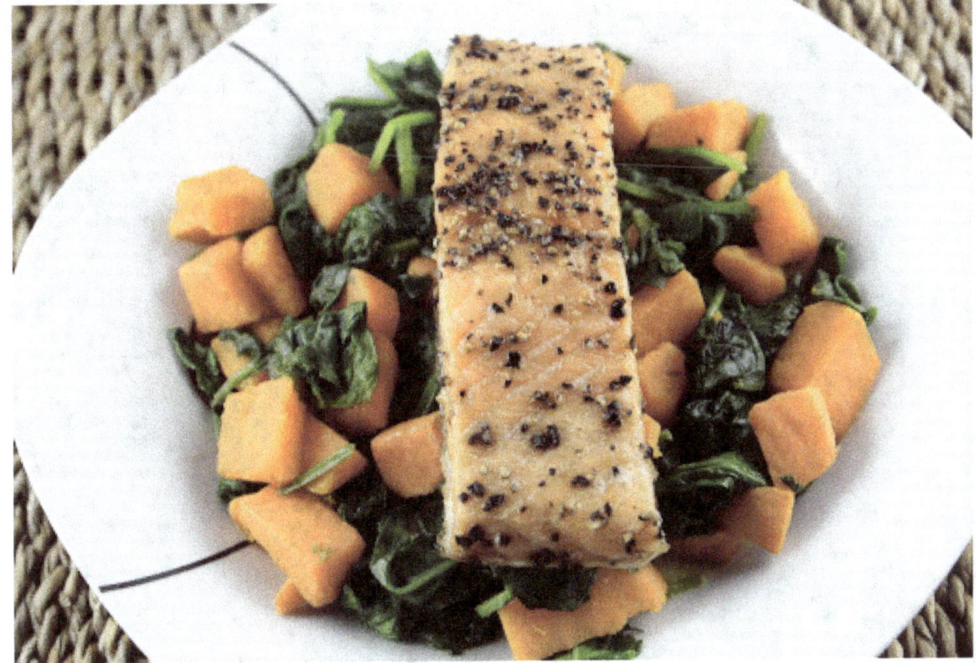

3. Quinoa-Salat mit Avocado und Kichererbsen

Zutaten:
- 1 Tasse Quinoa
- 1 Avocado, gewürfelt
- 1 Dose Kichererbsen, abgetropft
- Cherrytomaten, halbiert
- Gurke, gewürfelt
- Frischer Koriander oder Petersilie, gehackt
- Olivenöl
- Zitronensaft
- Salz und Pfeffer

Zubereitung:
1. Quinoa nach Packungsanleitung kochen und abkühlen lassen.
2. Avocado, Kichererbsen, Cherrytomaten, Gurke und Kräuter in eine große Schüssel geben.
3. Quinoa hinzufügen und alles vorsichtig vermengen.
4. Mit Olivenöl, Zitronensaft, Salz und Pfeffer abschmecken.

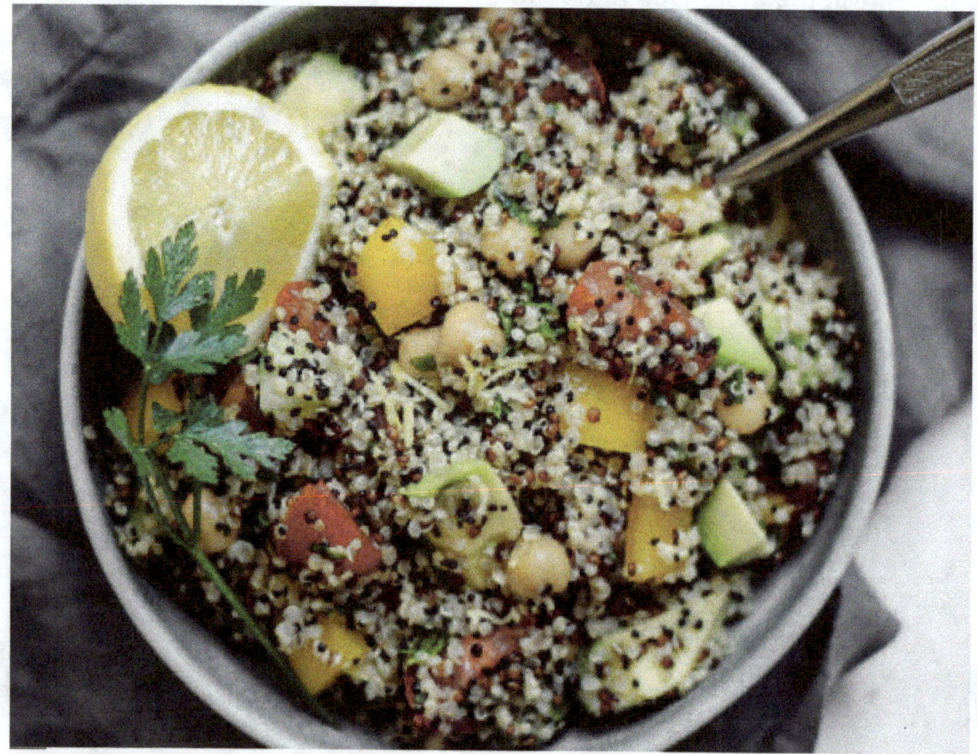

4. Protein-Pancakes

<u>Zutaten:</u>
- 1 Tasse Haferflocken
- 1 Banane
- 2 Eier
- 1 TL Backpulver
- Prise Salz
- Optional: Proteinpulver, Beeren zum Servieren

<u>Zubereitung:</u>
1. Haferflocken in einem Mixer zu Mehl verarbeiten.
2. Banane, Eier, Backpulver und Salz hinzufügen und zu einem Teig vermischen.
3. Eine Pfanne erhitzen und etwas Öl hinzufügen.
4. Den Teig portionieren und zu Pancakes ausbacken, bis sie goldbraun sind.
5. Mit frischen Beeren servieren.

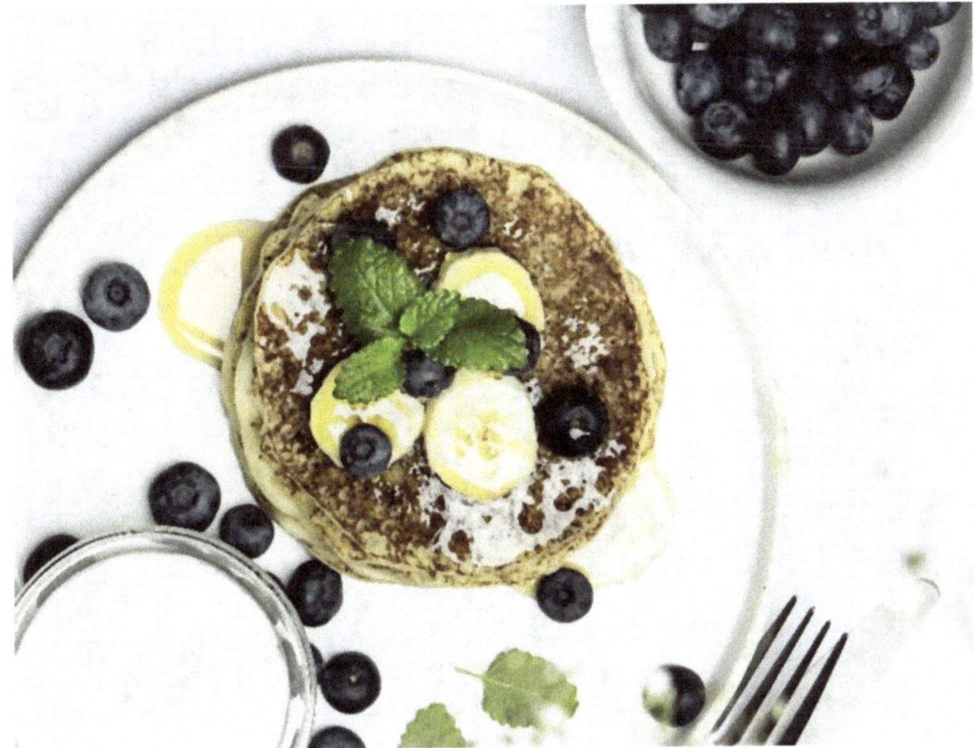

5. Griechischer Joghurt mit Beeren und Nüssen

Zutaten:
- Griechischer Joghurt
- Frische Beeren (z.B. Erdbeeren, Blaubeeren)
- Nüsse (z.B. Mandeln, Walnüsse)
- Honig oder Ahornsirup (optional)

Zubereitung:
1. Griechischen Joghurt in eine Schüssel geben.
2. Frische Beeren und Nüsse darüber streuen.
3. Nach Belieben mit Honig oder Ahornsirup süßen.

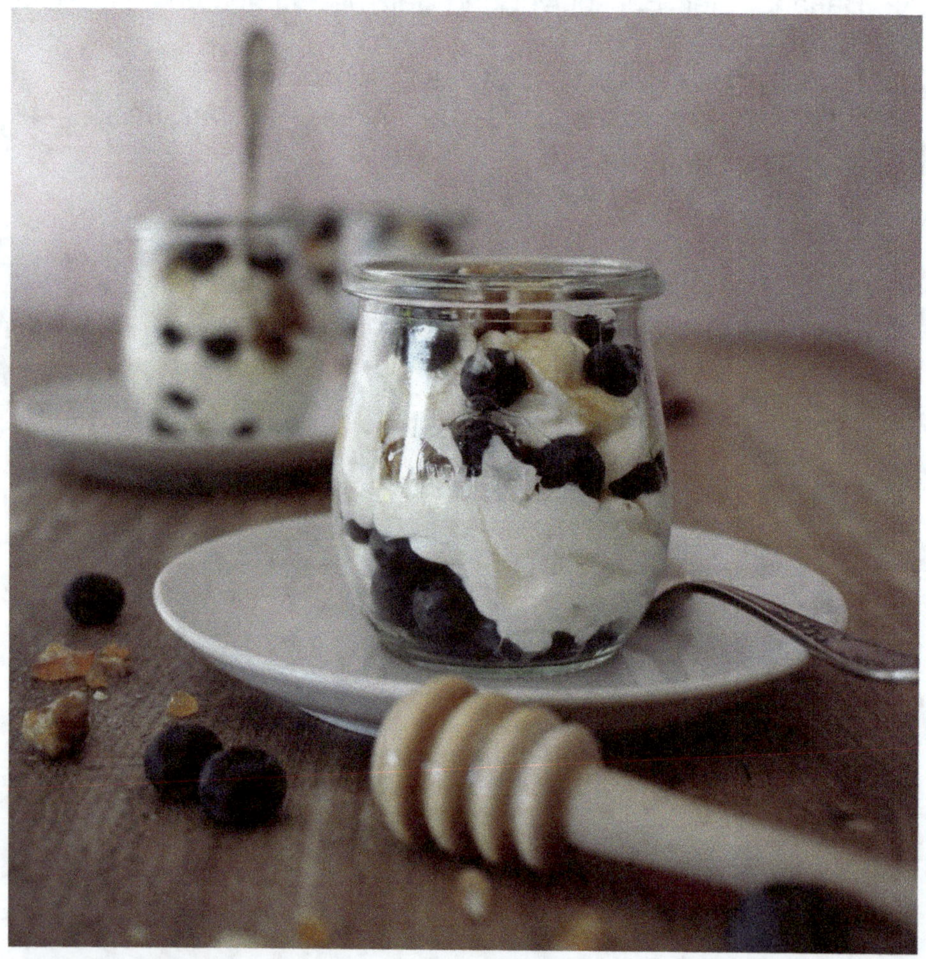

6. Gemüseomelett

Zutaten:
- 3 Eier
- Gemüse nach Wahl (z.B. Paprika, Spinat, Tomaten)
- Frühlingszwiebeln, gehackt
- Olivenöl
- Salz und Pfeffer

Zubereitung:
1. Gemüse in einer Pfanne mit etwas Olivenöl anbraten, bis es weich ist.
2. Eier in einer Schüssel verquirlen und mit Salz und Pfeffer würzen.
3. Eier über das Gemüse in die Pfanne gießen und bei mittlerer Hitze stocken lassen.
4. Omelett vorsichtig wenden und von der anderen Seite fertig braten.

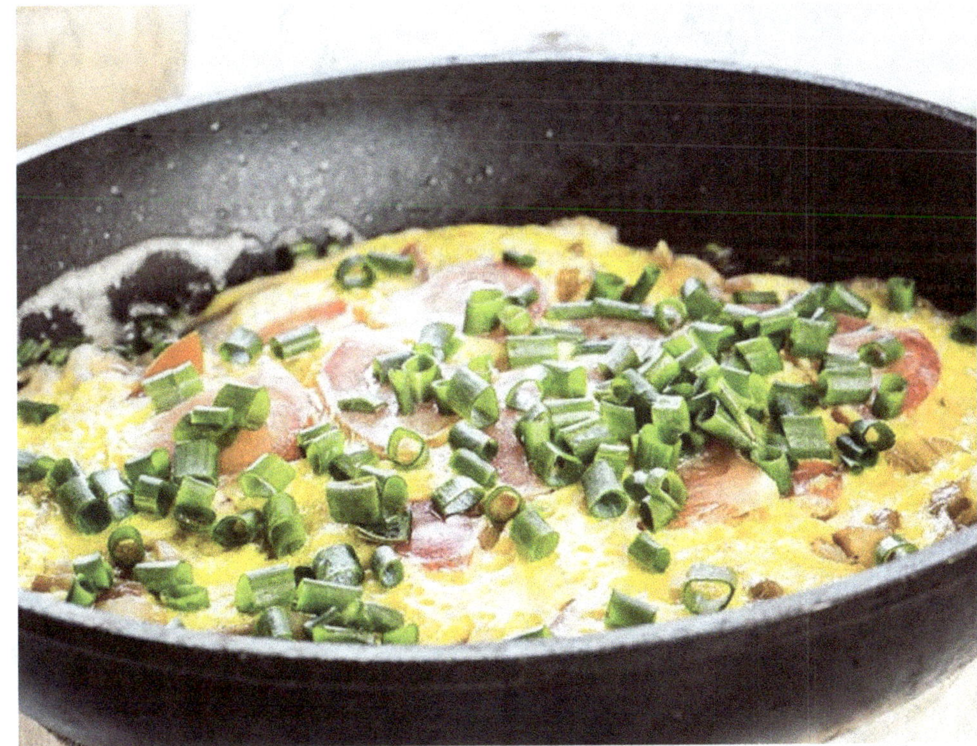

7. Quark mit Früchten und Nüssen

<u>Zutaten:</u>
- Magerquark
- Frische Früchte (z.B. Beeren, Pfirsiche)
- Nüsse (z.B. Walnüsse, Haselnüsse)
- Honig oder Ahornsirup (optional)

<u>Zubereitung:</u>
1. Magerquark in eine Schüssel geben.
2. Frische Früchte und Nüsse darüber streuen.
3. Nach Belieben mit Honig oder Ahornsirup süßen.

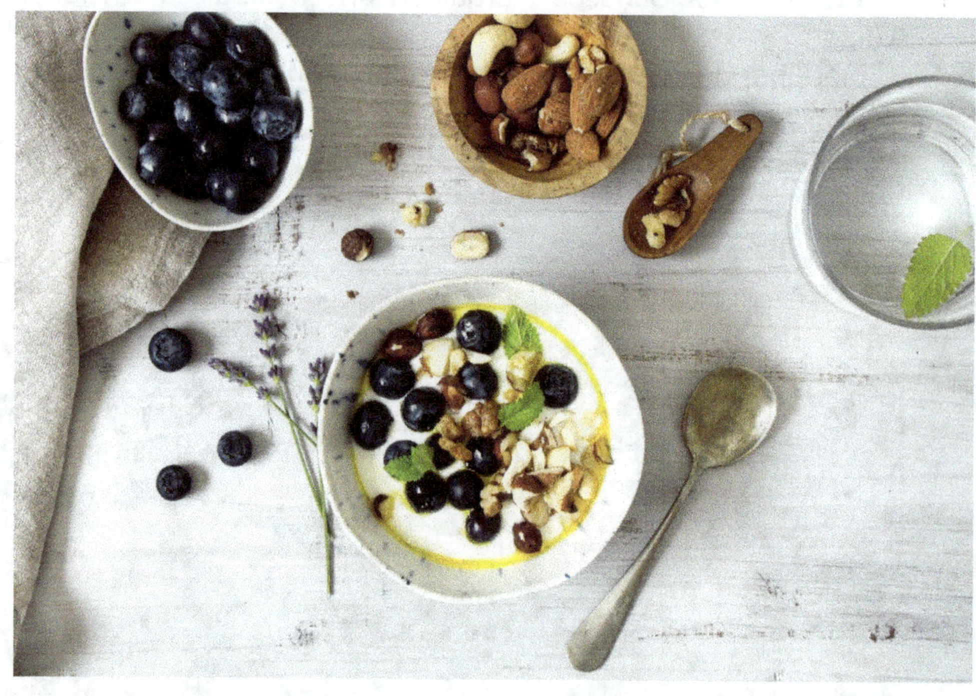

8. Vollkorn-Sandwich mit Putenbrust und Avocado

Zutaten:
- Vollkornbrot
- Putenbrustaufschnitt
- Avocado, in Scheiben geschnitten
- Tomatenscheiben
- Frischer Spinat
- Senf oder Hummus (optional)

Zubereitung:
1. Vollkornbrot mit Senf oder Hummus bestreichen.
2. Mit Putenbrust, Avocado, Tomaten und Spinat belegen.
3. Sandwich zusammenklappen und servieren.

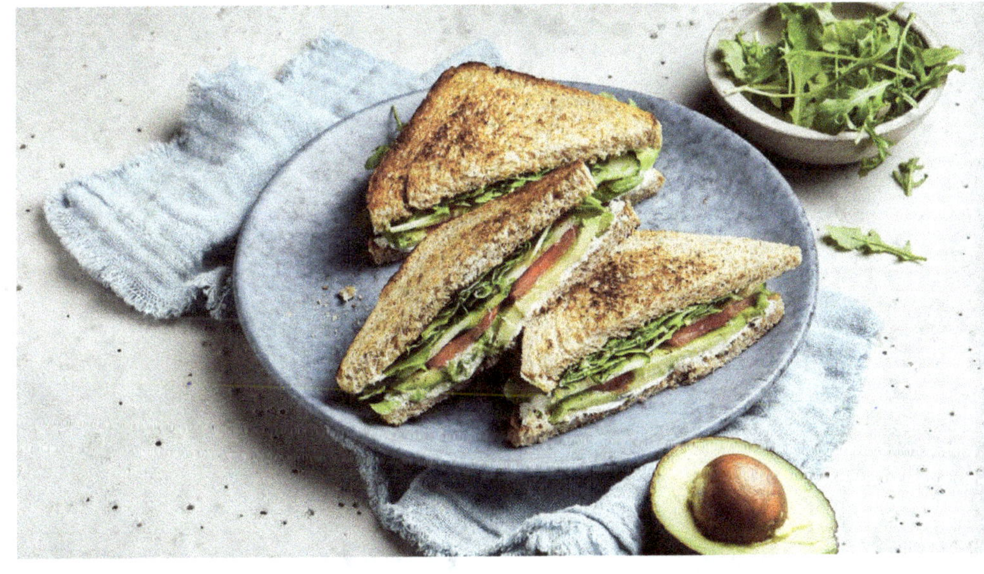

9. Grüner Smoothie

<u>Zutaten:</u>
- Handvoll Spinat oder Grünkohl
- 1 Banane
- 1/2 Avocado
- 1 Tasse Mandelmilch oder Wasser
- Optional: Proteinpulver, Chiasamen

<u>Zubereitung:</u>
1. Alle Zutaten in einen Mixer geben.
2. Auf hoher Stufe mixen, bis eine cremige Konsistenz erreicht ist.
3. Nach Belieben mit Chiasamen oder Proteinpulver ergänzen und servieren.

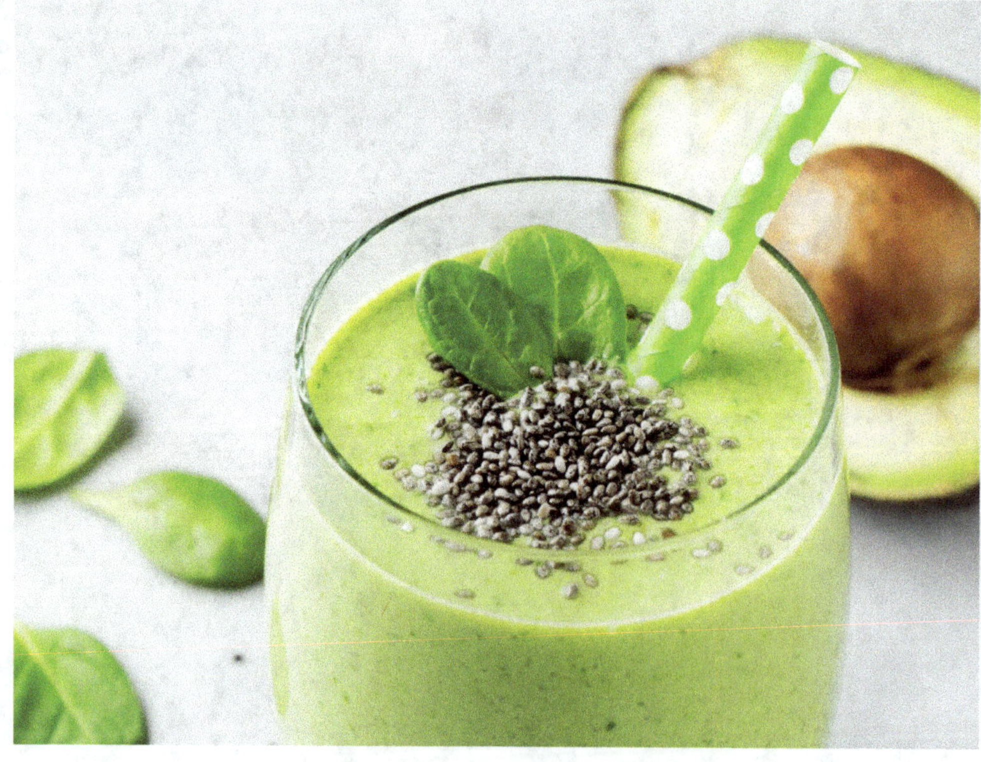

10. Gebackene Gemüsespieße

<u>Zutaten:</u>
- Gemüse nach Wahl (z.B. Paprika, Zucchini, Champignons)
- Olivenöl
- Frische Kräuter (z.B. Rosmarin, Thymian)
- Salz und Pfeffer

<u>Zubereitung:</u>
1. Gemüse in mundgerechte Stücke schneiden und abwechselnd auf Holzspieße stecken.
2. Mit Olivenöl beträufeln und mit frischen Kräutern sowie Salz und Pfeffer würzen.
3. Im Ofen bei 200°C etwa 15-20 Minuten backen, bis das Gemüse weich ist.
4. Mit einem Dip nach Wahl servieren.

Diese Rezepte bieten eine Vielzahl gesunder Optionen für Sportler, die einfach zuzubereiten und gleichzeitig nahrhaft sind.

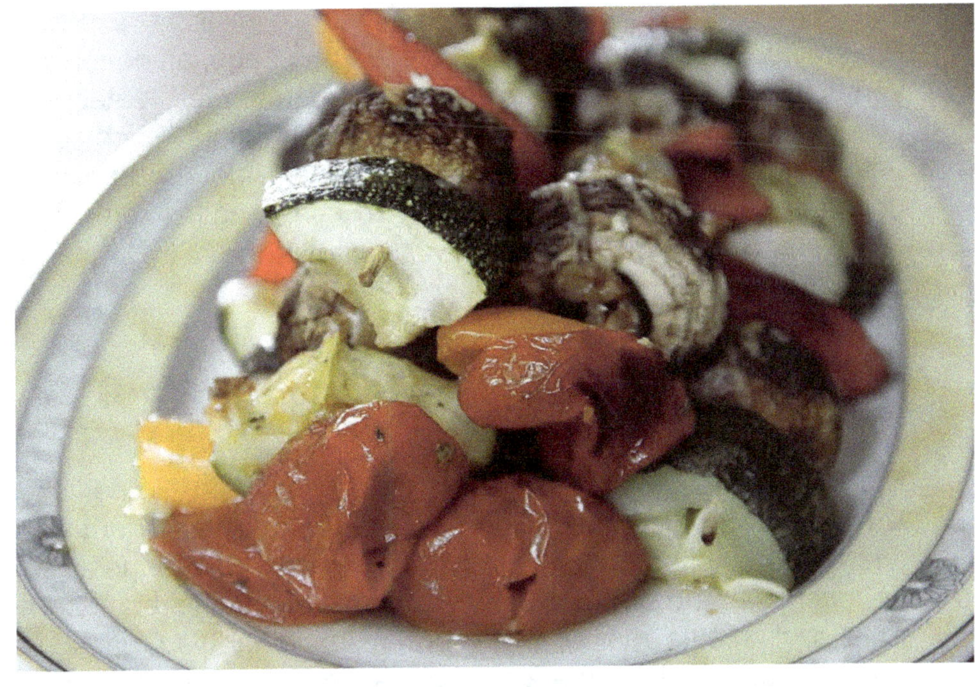

Kapitel 5: Der Erfolg und ein neuer Lebensabschnitt

Der Gewichtsverlust

Die Entscheidung, mein Leben gesünder zu gestalten, war eine persönliche Reise voller Herausforderungen und bedeutender Erfolge. Nach einem eindringlichen Gespräch mit meinem Vater und den ernsthaften Warnungen meines Arztes, dass ich meine Gesundheit gefährde, wusste ich, dass Veränderungen notwendig waren. Ich begann, meine Ernährung drastisch umzustellen und regelmäßig Sport zu treiben, um 15 Kilogramm zu verlieren.

Die Anfänge der Veränderung

Die ersten Schritte waren nicht leicht. Es gab Tage, an denen ich versucht war, aufzugeben, aber ich hielt durch. Mein Vater war eine wichtige Stütze in dieser Zeit, ermutigte mich und unterstützte mich bei jedem Schritt. Seine Unterstützung war unersetzlich und half mir, auch in den schwierigen Momenten motiviert zu bleiben.

Die Herausforderungen auf dem Weg

Die größte Herausforderung war nicht nur die körperliche Umstellung, sondern auch die mentale Stärke, die es erforderte, alte Gewohnheiten zu überwinden. Der Verzicht auf ungesunde Lebensmittel und die Disziplin, regelmäßig zu trainieren, waren Schlüsselaspekte meiner Transformation. Jeder Tag war eine neue Gelegenheit, meine Ziele zu festigen und meinem neuen Lebensstil treu zu bleiben.

Die Belohnung des Durchhaltevermögens

Nach Monaten harter Arbeit begann ich, die positiven Veränderungen in meinem Körper und meiner Einstellung zu spüren. Ich fühlte mich nicht nur körperlich fitter, sondern auch mental stärker und selbstbewusster. Die Veränderung war nicht nur äußerlich sichtbar, sondern vor allem spürbar in meiner Energie und meinem Wohlbefinden.

Eine neue Liebe

Die Begegnung mit Joshua

Während meiner Transformation lernte ich Joshua kennen - einen Mann, der nicht nur mein Herz eroberte, sondern auch mein Leben bereicherte. Unsere Beziehung begann mit einer tiefen Verbundenheit und wuchs zu einer liebevollen Partnerschaft heran. Joshua war von Anfang an einfühlsam und unterstützend, aber zu diesem Zeitpunkt wusste er nichts von meinen früheren Essgewohnheiten oder meinem Gewichtsverlust.

Das Verborgene offenbaren

Als unsere Beziehung tiefer wurde, entschied ich mich, Joshua von meiner persönlichen Reise zu erzählen. Es war ein bedeutender Moment, in dem ich ihm offenbarte, dass ich mich zuvor mit meinem Gewicht und meiner Gesundheit auseinandergesetzt hatte. Joshuas Reaktion war von Verständnis und Unterstützung geprägt. Er bewunderte meinen

Mut und meine Entschlossenheit, mich selbst zu verbessern, und war bereit, mich auf diesem Weg weiter zu unterstützen.

Gemeinsames Wachstum

In den letzten vier Jahren und sechs Monaten haben wir zusammen viel erlebt. Joshua stand immer an meiner Seite, unterstützte mich in meinen Bemühungen um Gesundheit und Wohlbefinden und half mir, neue Herausforderungen anzunehmen. Durch seine Liebe und Unterstützung konnte ich nicht nur physisch wachsen, sondern auch innerlich stärker werden. Gemeinsam haben wir einen gesunden und aktiven Lebensstil kultiviert, der nicht nur uns, sondern auch unsere Beziehung bereichert hat.

Fazit

Der Gewichtsverlust und die Liebe zu Joshua markieren einen Wendepunkt in meinem Leben. Ich habe gelernt, dass Selbstfürsorge und Mut zur Veränderung die Grundlagen für ein erfülltes Leben sind. Meine Reise war geprägt von persönlichem Wachstum und der Entdeckung neuer Stärken. Die Zukunft sehe ich mit Optimismus und Zuversicht entgegen, denn ich weiß, dass Joshua an meiner Seite ist, um jeden Schritt meines Weges zu unterstützen.

Kapitel 6: Tipps und Tricks für einen gesunden Lebensstil

Ernährungstipps

Setzt auf frische, unverarbeitete Lebensmittel

Eine gesunde Ernährung bildet die Grundlage für ein gesundes Leben. Frische, unverarbeitete Lebensmittel wie Obst, Gemüse, Vollkornprodukte, mageres Fleisch und gesunde Fette sind reich an Nährstoffen und helfen dabei, den Körper optimal zu versorgen. Diese Lebensmittel sind in der Regel arm an Zusatzstoffen und Zucker, die in vielen verarbeiteten Lebensmitteln vorkommen können. Der Fokus auf natürliche Lebensmittel unterstützt nicht nur das Gewichtsmanagement, sondern fördert auch langfristig die Gesundheit.

Achtet auf eine ausgewogene Ernährung

Eine ausgewogene Ernährung ist entscheidend für die Gesundheit. Sie sollte eine Vielzahl von Nährstoffen enthalten, um alle Bedürfnisse des Körpers zu erfüllen. Dazu gehören Proteine für den Muskelaufbau und die Reparatur, komplexe Kohlenhydrate für Energie, gesunde Fette für die Gehirnfunktion und viele Vitamine und Mineralstoffe für verschiedene Körperfunktionen. Eine bunte Auswahl an Gemüse und Obst liefert viele dieser Nährstoffe und ist daher ein wesentlicher Bestandteil einer ausgewogenen Ernährung.

Hört auf euren Körper

Das Hören auf den eigenen Körper ist ein wichtiger Aspekt einer gesunden Ernährung. Oft essen wir aus Langeweile, Stress oder anderen emotionalen Gründen, ohne wirklich hungrig zu sein. Indem wir lernen, auf unsere körperlichen Hunger- und Sättigungssignale zu achten, können wir unnötiges Überessen vermeiden und ein gesundes Gewicht halten. Wenn der Körper Hunger signalisiert, ist es wichtig, ihm hochwertige Nahrungsmittel zu geben, die seine Bedürfnisse erfüllen.

Esst langsam und bewusst

Das bewusste Essen ist eine Praxis, die dazu beiträgt, das Sättigungsgefühl rechtzeitig wahrzunehmen und Überessen zu verhindern. Indem man langsamer isst, gibt man dem Körper Zeit, die Nahrung zu verdauen und Signale an das Gehirn zu senden, dass man genug gegessen hat. Dies kann helfen, das Risiko von Verdauungsproblemen zu reduzieren und das Wohlbefinden zu steigern. Eine einfache Möglichkeit, bewusst zu essen, ist, die Mahlzeiten ohne Ablenkungen wie Fernsehen oder Handy zu genießen und jeden Bissen zu schätzen.

Trinkt viel Wasser und meidet Softdrinks

Wasser ist essenziell für den Körper und spielt eine Schlüsselrolle bei vielen physiologischen Prozessen. Es hilft bei der Regulation der Körpertemperatur, der Verdauung, der Nährstoffaufnahme und der Entgiftung. Das Trinken von ausreichend Wasser unterstützt auch das Sättigungsgefühl und kann helfen, den Kalorienverbrauch zu kontrollieren. Im Gegensatz dazu enthalten Softdrinks oft große Mengen an Zucker und bieten nur leere Kalorien. Der Verzicht auf Softdrinks zugunsten von Wasser ist daher ein einfacher Weg, um die Gesundheit zu fördern und das Gewicht zu kontrollieren.

Trainingstipps

Findet eine Sportart, die euch Spaß macht

Sport sollte Spaß machen und nicht als lästige Pflicht empfunden werden. Die Auswahl einer Sportart, die man gerne ausübt, kann die Motivation steigern und dabei helfen, langfristig am Ball zu bleiben. Ob Laufen, Schwimmen, Yoga, Tanzen oder Krafttraining - die Vielfalt an Möglichkeiten erlaubt es jedem, etwas zu finden, das den eigenen Interessen und Fitnesszielen entspricht.

Setzt euch realistische Ziele

Das Setzen von Zielen ist entscheidend für den Erfolg im Training. Realistische Ziele helfen dabei, den Fortschritt zu verfolgen und motiviert zu bleiben. Es ist wichtig, Ziele zu setzen, die spezifisch, messbar und erreichbar sind. Zum Beispiel könnte das Ziel sein, jede Woche zweimal zum Sport zu gehen oder innerhalb eines Monats eine bestimmte Anzahl von Kilometern zu laufen. Das Feiern der kleinen Erfolge unterwegs ist genauso wichtig wie das langfristige Ziel.

Bleibt dran, auch wenn es mal schwerfällt

Der Weg zu einem gesunden Lebensstil ist mit Herausforderungen verbunden. Es gibt Tage, an denen die Motivation niedrig ist oder das Training hart erscheint. In solchen Momenten ist es wichtig, durchzuhalten und an die langfristigen Vorteile zu denken. Eine positive Einstellung und die Erinnerung an die persönlichen

Bewegung ist der Schlüssel

Regelmäßige körperliche Aktivität ist ein wesentlicher Bestandteil eines gesunden Lebensstils. Sie verbessert nicht nur die körperliche Fitness und Ausdauer, sondern stärkt auch das Immunsystem, reduziert das Risiko von Krankheiten und steigert das allgemeine Wohlbefinden. Der Schlüssel ist, Bewegung in den Alltag zu integrieren und einen aktiven Lebensstil zu pflegen. Dies kann durch tägliche Spaziergänge, Fahrradfahren zur Arbeit, Treppensteigen anstelle von Aufzügen und gezieltes Training erreicht werden.

Kapitel 7: Motivation

Der Wert von Fortschrittsbildern

Eine der besten Methoden, um motiviert zu bleiben und den eigenen Fortschritt zu dokumentieren, ist das regelmäßige Aufnehmen von Fotos. Ein aktuelles Foto zu Beginn deiner Reise und dann alle sechs Monate ein weiteres Foto zu machen, kann dir helfen, deine Fortschritte visuell festzuhalten. Dies ist nicht nur eine großartige Möglichkeit, die körperlichen Veränderungen zu sehen, sondern auch eine Gelegenheit, deine emotionale und mentale Reise zu reflektieren.

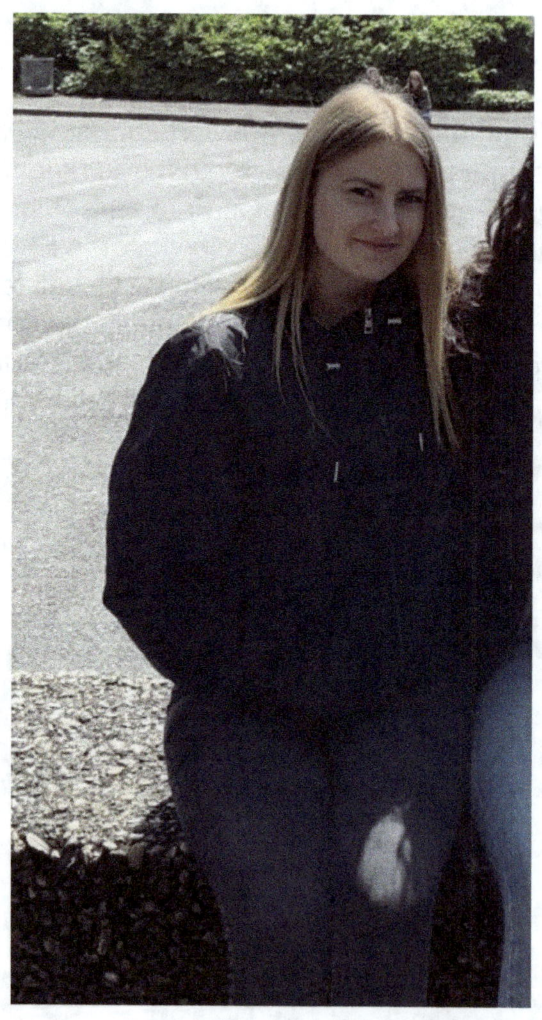

- <u>Datum</u>: 02.08.2019
- <u>Gewicht</u>: 65 kg
- <u>Gefühle</u>: Motiviert, aber auch unsicher über die
bevorstehenden Herausforderungen

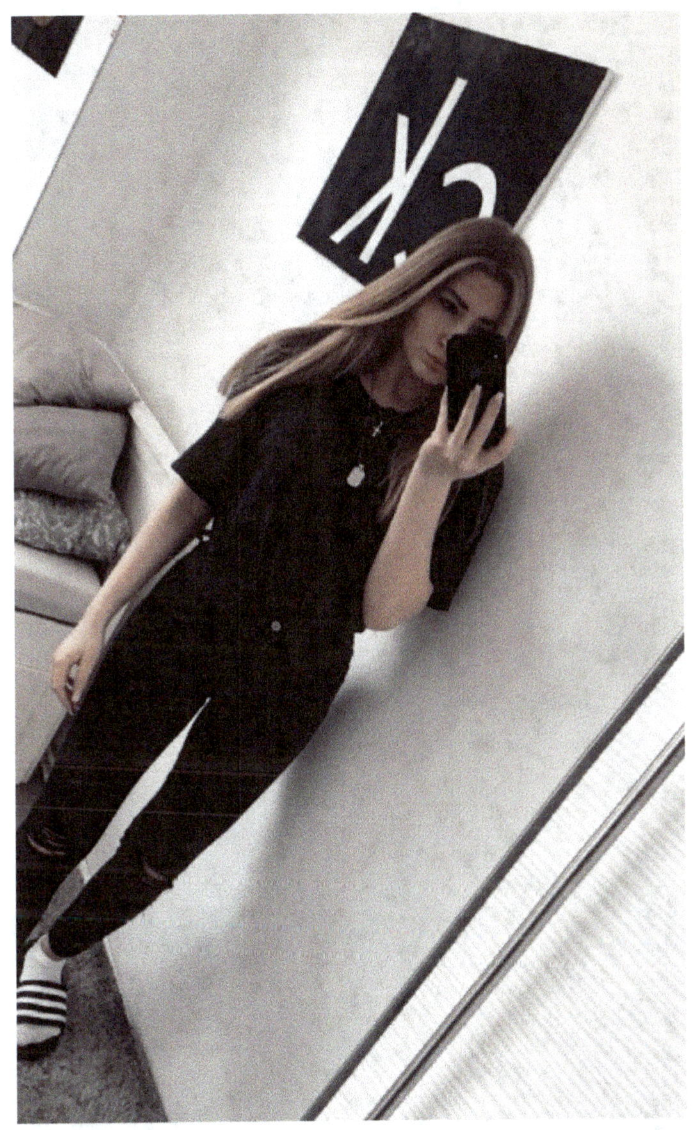

- <u>Datum</u>: 12.02.2020
- <u>Gewicht</u>: 54,2kg
- <u>Gefühle</u>: Stolz auf das Ergebnis, aber ich war noch nicht zufrieden.

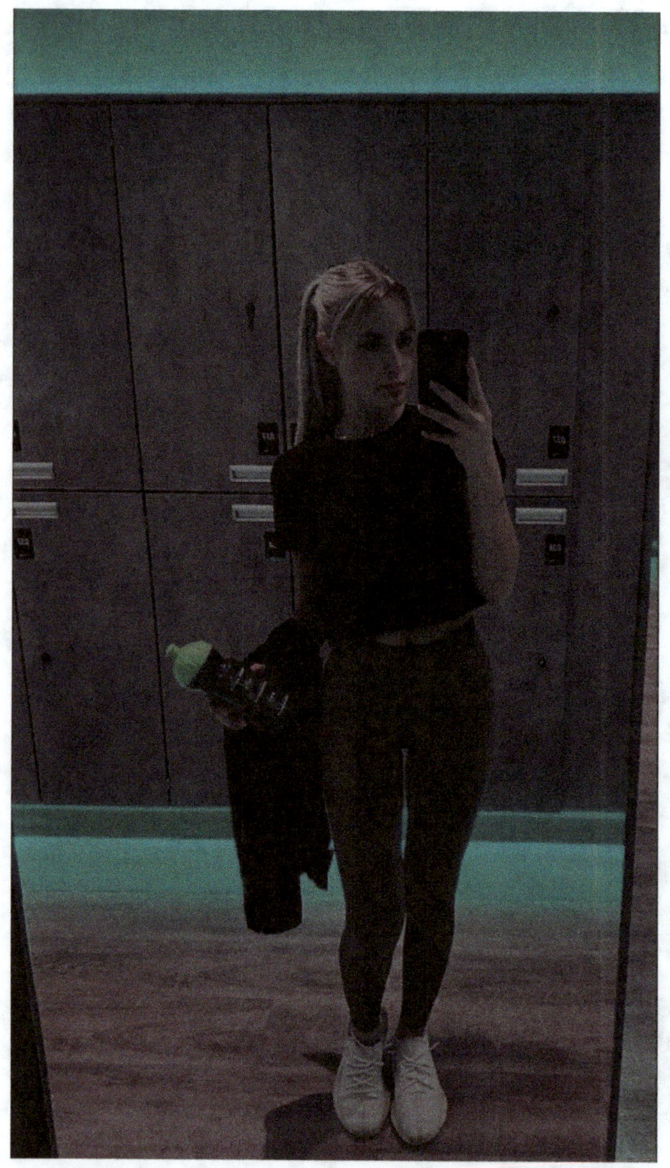

- Datum: 10.03.2024
- Gewicht: 49,2kg
- Gefühle: Unglaublich dankbar und zufrieden mit meiner
Transformation, bereit für neue Herausforderungen

"Die vergangene Jahre waren eine Reise voller Höhen und Tiefen. Jede Hürde, die ich überwunden habe, hat mich stärker gemacht. Ich bin dankbar für die Unterstützung und die Veränderungen, die ich erlebt habe."

Motivationssprüche, die du dir merken solltest:

- "Erfolg ist das Ergebnis harter Arbeit, Geduld und des Glaubens an sich selbst."

- "Jeder Fortschritt, egal wie klein, ist ein Schritt in die richtige Richtung."

- "Veränderung beginnt dort, wo Komfort endet."

- "Dein Körper kann alles, es ist dein Geist, den du überzeugen musst."

- "Stärke wächst nicht aus dem, was du kannst, sondern aus der Überwindung dessen, was du nicht konntest."

Weitere Motivationsstrategien

Ziele setzen: Definiere klare, realistische Ziele und halte sie schriftlich fest. Dies gibt dir eine klare Richtung und einen Grund, weiterzumachen.

Belohnungen: Setze dir kleine Belohnungen für erreichte Zwischenziele. Das kann ein neues Kleidungsstück, ein Wellnesstag oder ein anderer kleiner Luxus sein.

Unterstützung suchen: Teile deine Reise mit Freunden oder einer Fitness-Community. Unterstützung und Ermutigung von anderen können Wunder wirken.

Tagebuch führen: Dokumentiere deine täglichen Fortschritte, Herausforderungen und Erfolge. Dies hilft dir, deine Reise reflektiert zu betrachten und motiviert zu bleiben.

Inspirierende Geschichten lesen: Lese über andere Menschen, die ähnliche Ziele erreicht haben. Ihre Geschichten können dir Mut und Inspiration geben.

Jede Reise ist einzigartig, und es ist wichtig, stolz auf jeden Schritt zu sein, den du machst. Deine Fortschrittsfotos sind nicht nur ein Beweis deiner harten Arbeit, sondern auch eine Erinnerung daran, wie weit du gekommen bist und wie viel du erreicht hast.

Kapitel 8: Hydration, Leichte Abendessen und Mentale Strategien für gesunde Ernährung

Viel Trinken

Hydration ist ein zentraler Bestandteil eines gesunden Lebensstils und spielt eine wichtige Rolle beim Gewichtsverlust und der allgemeinen Gesundheit. Wasser hilft dabei, den Körper zu entgiften, die Verdauung zu fördern und das Sättigungsgefühl zu erhöhen.

Vorteile von ausreichender Flüssigkeitszufuhr

- **Fördert die Verdauung:** Wasser unterstützt den Verdauungsprozess und hilft dabei, Nährstoffe effizienter aufzunehmen.

- **Unterstützt den Stoffwechsel:** Ein gut hydratisierter Körper kann den Stoffwechsel ankurbeln, was zur Kalorienverbrennung beiträgt.

- **Hilft beim Sättigungsgefühl:** Oft wird Durst mit Hunger verwechselt. Regelmäßiges Trinken kann helfen, unnötige Snacks zu vermeiden.

- **Verbessert die Hautgesundheit:** Ausreichend Wasser trinken kann das Hautbild verbessern und einen strahlenden Teint fördern.

Praktische Tipps

- **Tägliches Ziel setzen:** Strebe an, mindestens 2-3 Liter Wasser pro Tag zu trinken.

- **Immer griffbereit:** Habe stets eine Wasserflasche in deiner Nähe, sei es zu Hause, im Büro oder unterwegs.

- **Geschmack hinzufügen:** Wenn dir pures Wasser langweilig erscheint, füge Zitronenscheiben, Minzblätter oder Gurkenscheiben hinzu.

Leichte Abendessen

Ein leichtes Abendessen hilft nicht nur beim Abnehmen, sondern fördert auch einen besseren Schlaf und eine effizientere Verdauung. Hier sind einige Ideen für gesunde und einfache Abendmahlzeiten.

Rezeptideen

1. **Hähnchensalat mit Avocado**

   - **Zutaten:** Gegrilltes Hähnchenbrustfilet, gemischter Salat (z.B. Rucola, Spinat, Eisbergsalat), 1 Avocado, Kirschtomaten, Gurkenscheiben, Zitronensaft, Olivenöl, Salz und Pfeffer.

   - **Zubereitung:** Hähnchenbrust in Streifen schneiden. Salat, Avocado, Kirschtomaten und Gurkenscheiben in einer Schüssel vermischen. Hähnchen hinzufügen, mit Zitronensaft und Olivenöl beträufeln und mit Salz und Pfeffer abschmecken.

2. **Quinoa-Gemüse-Bowl**

- o **Zutaten:** 1 Tasse gekochte Quinoa, gemischtes Gemüse (z.B. Paprika, Zucchini, Brokkoli), 1 EL Olivenöl, Sojasauce, Sesam.

- o **Zubereitung:** Gemüse in Olivenöl anbraten, bis es weich ist. Gekochte Quinoa hinzufügen und mit Sojasauce abschmecken. Mit Sesam bestreuen und servieren.

3. **Lachs mit Spargel**

- o **Zutaten:** 2 Lachsfilets, 1 Bund Spargel, 1 EL Olivenöl, Zitronensaft, Salz und Pfeffer.

- o **Zubereitung:** Lachsfilets und Spargel auf ein Backblech legen, mit Olivenöl beträufeln und mit Salz und Pfeffer würzen. Im Ofen bei 200°C etwa 20 Minuten backen. Mit Zitronensaft beträufeln und servieren.

Uhrzeit für Mahlzeiten

Wann man isst, kann genauso wichtig sein wie das, was man isst. Eine regelmäßige Essenszeit hilft dem Körper, einen stabilen Blutzuckerspiegel aufrechtzuerhalten und Heißhungerattacken zu vermeiden.

Ideale Essenszeiten

- **Frühstück:** Innerhalb einer Stunde nach dem Aufwachen. Ein gesundes Frühstück kurbelt den Stoffwechsel an und gibt dir Energie für den Tag.

- **Mittagessen:** Zwischen 12:00 und 14:00 Uhr. Achte auf eine ausgewogene Mahlzeit mit Proteinen, gesunden Fetten und komplexen Kohlenhydraten.

- **Abendessen:** Zwischen 18:00 und 20:00 Uhr. Ein leichtes Abendessen, das nicht zu spät eingenommen wird, fördert eine bessere Verdauung und Schlafqualität.

Essen ist Kopfsache

Unsere Essgewohnheiten werden oft von emotionalen und mentalen Faktoren beeinflusst. Ein bewusster Umgang mit Essen kann helfen, gesunde Entscheidungen zu treffen und Genuss ohne schlechtes Gewissen zu erleben.

Mentale Strategien

1. Achtsamkeit beim Essen

- o **Präsent sein:** Konzentriere dich auf das Essen, genieße jeden Bissen und erkenne, wann du satt bist.

- o **Ohne Ablenkung:** Vermeide es, beim Essen fernzusehen oder am Computer zu sitzen.

2. Portionskontrolle

- o **Kleinere Teller:** Nutze kleinere Teller, um die Portionsgröße zu kontrollieren und Überessen zu vermeiden.

- o **Langsam essen:** Kauen gründlich und mache Pausen zwischen den Bissen, um deinem Körper Zeit zu geben, das Sättigungsgefühl zu registrieren.

3. **Gesunde Snacks**

- ○ **Vorrat anlegen:** Halte gesunde Snacks wie Nüsse, Obst oder Gemüsesticks griffbereit, um Heißhungerattacken zu vermeiden.

- ○ **Planen:** Plane deine Mahlzeiten und Snacks im Voraus, um ungesunde Versuchungen zu vermeiden.

4. **Verantwortungsvolle Nascherei**

- ○ **Schokolade in Maßen:** Anstatt eine ganze Tafel Schokolade auf einmal zu essen, teile sie in kleine Stücke und genieße diese über mehrere Tage.

- ○ **Bewusster Genuss:** Gönne dir ab und zu etwas Süßes, aber tue es bewusst und in Maßen, um ein ausgewogenes Verhältnis zu bewahren.

Fazit

Ein gesunder Lebensstil erfordert mehr als nur das Wissen um die richtige Ernährung und Bewegung. Es geht auch darum, bewusst zu leben, sich Zeit für Mahlzeiten zu nehmen und auf den eigenen Körper zu hören. Mit den richtigen Strategien und einem achtsamen Umgang mit Essen kannst du deine Ziele erreichen und einen nachhaltigen, gesunden Lebensstil entwickeln.

Kapitel 9: 20 Fitnessübungen für Zuhause

Einleitung

Fitnessübungen für Zuhause sind eine großartige Möglichkeit, fit und gesund zu bleiben, ohne ins Fitnessstudio gehen zu müssen. Sie bieten Flexibilität und können in deinem eigenen Tempo durchgeführt werden. Hier sind 20 effektive Übungen, die du ohne spezielle Ausrüstung zu Hause machen kannst.

1. Kniebeugen (Squats)

Zielmuskeln: Oberschenkel, Gesäßmuskeln

Anleitung:
1. Stelle dich hüftbreit hin.
2. Senke deinen Körper, als würdest du dich auf einen Stuhl setzen.
3. Halte deinen Rücken gerade und die Knie hinter den Zehenspitzen.
4. Stehe wieder auf und wiederhole die Bewegung.

2. **Liegestütze (Push-ups)**

<u>Zielmuskeln:</u> Brust, Trizeps, Schultern

<u>Anleitung:</u>
1. Lege dich flach auf den Boden und platziere deine Hände schulterbreit auseinander.
2. Drücke deinen Körper hoch, bis deine Arme vollständig gestreckt sind.
3. Senke deinen Körper wieder ab, ohne den Boden zu berühren.
4. Wiederhole die Bewegung.

3. **Ausfallschritte (Lunges)**

<u>Zielmuskeln:</u> Oberschenkel, Gesäßmuskeln

<u>Anleitung:</u>
1. Stelle dich aufrecht hin.
2. Mache einen großen Schritt nach vorne und senke deinen hinteren Körper ab.
3. Halte dein vorderes Knie hinter den Zehen.
4. Drücke dich zurück in die Ausgangsposition und wiederhole mit dem anderen Bein.

4. **Plank**

<u>Zielmuskeln:</u> Rumpfmuskulatur

<u>Anleitung:</u>
1. Lege dich auf den Bauch und stütze dich auf die Unterarme.
2. Hebe deinen Körper an, sodass nur die Unterarme und Zehen den Boden berühren.
3. Halte den Körper gerade und angespannt.
4. Halte diese Position für 30 Sekunden bis 1 Minute.

5. **Bergsteiger (Mountain Climbers)**

<u>Zielmuskeln:</u> Bauch, Schultern, Beine

<u>Anleitung:</u>
1. Gehe in die Liegestützposition.
2. Ziehe abwechselnd die Knie zur Brust, als ob du eine Bergsteigung simulierst.
3. Bewege dich so schnell wie möglich.

6. **Glute Bridges**

<u>Zielmuskeln:</u> Gesäßmuskeln, unterer Rücken

<u>Anleitung:</u>
1. Lege dich auf den Rücken und stelle die Füße flach auf den Boden, nahe an dem Gesäß.
2. Hebe das Gesäß an, bis dein Körper eine gerade Linie bildet.
3. Senke dein Gesäß wieder ab und wiederhole die Bewegung.

7. **Burpees**

<u>Zielmuskeln:</u> Ganzkörperübung

<u>Anleitung:</u>
1. Beginne im Stehen.
2. Gehe in die Hocke und platziere deine Hände auf den Boden.
3. Springe mit den Füßen nach hinten in die Liegestützposition.
4. Mache einen Liegestütz, springe wieder nach vorne und springe hoch.

8. **Trizeps-Dips**

<u>Zielmuskeln:</u> Trizeps

<u>Anleitung:</u>
1. Setze dich auf einen stabilen Stuhl oder eine Bank.
2. Platziere die Hände neben den Hüften und rutsche nach vorne, sodass dein Gesäß vor der Sitzfläche ist.
3. Senke deinen Körper ab, bis deine Arme einen 90-Grad-Winkel bilden.
4. Drücke dich wieder hoch.

9. **Bicycle Crunches**

<u>Zielmuskeln:</u> Bauchmuskeln

<u>Anleitung:</u>
1. Lege dich auf den Rücken und hebe die Beine an.
2. Berühre abwechselnd den linken Ellbogen mit dem rechten Knie und umgekehrt.
3. Halte den Rücken gerade und den Bauch angespannt.

10. **Seitlicher Plank**

<u>Zielmuskeln:</u> Seitliche Bauchmuskeln

<u>Anleitung:</u>
1. Lege dich auf die Seite und stütze dich auf den Unterarm.
2. Hebe deinen Körper an, sodass nur der Unterarm und die Füße den Boden berühren.
3. Halte diese Position für 30 Sekunden bis 1 Minute und wechsle die Seite.

11. **Jumping Jacks**

<u>Zielmuskeln:</u> Ganzkörperübung

<u>Anleitung:</u>
1. Stehe aufrecht mit geschlossenen Füßen und Armen an den Seiten.
2. Springe in die Luft, während du die Beine spreizt und die Arme über den Kopf hebst.
3. Springe zurück in die Ausgangsposition und wiederhole die Bewegung.

12. **Russian Twists (meine Lieblingsübing)**

<u>Zielmuskeln:</u> Bauchmuskeln, seitliche Bauchmuskeln

<u>Anleitung:</u>
1. Setze dich auf den Boden und lehne den Oberkörper leicht nach hinten.
2. Hebe die Beine an und balanciere auf dem Gesäß.
3. Drehe den Oberkörper von einer Seite zur anderen, während du die Hände vor dir hältst.

13. **Beinheben (Leg Raises)**

<u>Zielmuskeln:</u> Untere Bauchmuskeln

<u>Anleitung:</u>
1. Lege dich auf den Rücken und strecke die Beine gerade aus.
2. Hebe die Beine an, bis sie senkrecht zum Boden stehen.
3. Senke die Beine langsam wieder ab, ohne den Boden zu berühren.

14. **High Knees**

<u>Zielmuskeln:</u> Beine, Rumpf

<u>Anleitung:</u>
1. Stehe aufrecht und hebe abwechselnd die Knie so hoch wie möglich.
2. Bewege dich dabei so schnell wie möglich.

15. **Superman**

<u>Zielmuskeln:</u> Rücken, Gesäßmuskeln

<u>Anleitung:</u>
1. Lege dich auf den Bauch und strecke die Arme nach vorne.
2. Hebe gleichzeitig die Arme, Beine und den Oberkörper vom Boden ab.
3. Halte diese Position kurz und senke dann wieder ab.

16. **Wall Sit**

<u>Zielmuskeln:</u> Oberschenkel, Gesäßmuskeln

<u>Anleitung:</u>
1. Lehne dich mit dem Rücken gegen eine Wand und senke den Körper ab, bis die Beine einen 90-Grad-Winkel bilden.
2. Halte diese Position so lange wie möglich.

17. **Skater Jumps**

<u>Zielmuskeln:</u> Beine, Rumpf

<u>Anleitung:</u>
1. Springe seitlich von einem Bein auf das andere.
2. Nutze die Arme zur Balance und halte den Rücken gerade.

18. **Flutter Kicks**

<u>Zielmuskeln:</u> Bauchmuskeln, Beine

<u>Anleitung:</u>
1. Lege dich auf den Rücken und strecke die Beine gerade aus.
2. Hebe die Beine leicht an und führe schnelle, abwechselnde Tritte aus.

19. **Step-Ups**

<u>Zielmuskeln:</u> Beine, Gesäßmuskeln

<u>Anleitung:</u>
1. Verwende eine stabile Bank oder einen Stuhl.
2. Trete mit einem Bein auf die Bank und drücke dich hoch.
3. Senke dich wieder ab und wechsle das Bein.

20. **Toe Touches**

<u>Zielmuskeln:</u> Bauchmuskeln

<u>Anleitung:</u>
1. Lege dich auf den Rücken und strecke die Beine nach oben.
2. Berühre mit den Händen die Zehen, indem du den Oberkörper anhebst.
3. Senke den Oberkörper wieder ab und wiederhole die Bewegung.

Fazit

Diese 20 Fitnessübungen sind perfekt für ein umfassendes Heimtraining geeignet. Sie decken alle wichtigen Muskelgruppen ab und können leicht an dein Fitnesslevel angepasst werden. Starte langsam und steigere die Intensität, um kontinuierliche Fortschritte zu machen. Denke daran, vor dem Training immer ein kurzes Aufwärmen und nach dem Training ein Cool-Down einzuplanen, um Verletzungen zu vermeiden und die Muskelerholung zu unterstützen. Viel Spaß beim Training!

Kapitel 10: Lebensmittel und ihre Nährwerte pro 100 Gramm

Einleitung

Eine ausgewogene Ernährung ist essenziell für ein gesundes Leben, besonders wenn man aktiv Sport treibt. Ein Verständnis der Nährwerte von Lebensmitteln hilft dabei, die richtigen Entscheidungen zu treffen und den Körper optimal zu versorgen. In diesem Kapitel findest du eine umfangreiche Übersicht über die Nährwerte von gängigen Lebensmitteln.

Obst

pro 100 gr.

Apfel	52 kcal
Ananas	55 kcal
Aprikose	43 kcal
Birne	55 kcal
Banane	88 kcal
Blaubeeren	35 kcal
Blutorange	45 kcal
Brombeeren	43 kcal
Cranberries	46 kcal
Erdbeeren	32 kcal
Feige	107 kcal
Grapefruit	50 kcal
Granatapfel	74 kcal
Hagebutte	162 kcal
Honigmelone	54 kcal
Himbeeren	36 kcal
Ingwer	80 kcal
Kiwi	51 kcal
Kirschen	50 kcal
Litschi	66 kcal
Mandarine	50 kcal
Mango	62 kcal
Maracuja	97 kcal
Pflaume	47 kcal
Pfirsich	41 kcal
Quitte	38 kcal

Rhabarber	21 kcal
Wassermelone	30 kcal
Weintraube	70 kcal
Zitrone	35 kcal

Gemüse

pro 100 gr.

Aubergine	24 kcal
Artischocke	47 kcal
Avocado	160 kcal
Blumenkohl	25 kcal
Brokkoli	35 kcal
Bohnen	25 kcal
Brunnenkresse	19 kcal
Champignons	22 kcal
Chinakohl	13 kcal
Chili	40 kcal
Erbsen	82 kcal
Eisbergsalat	14 kcal
Fenchel	31 kcal
Gurke	15 kcal
Grünkohl	49 kcal
Karotte	36 kcal
Kartoffel	86 kcal
Kohlrabi	27 kcal
Kürbis	19 kcal
Lauch	31 kcal
Mais	108 kcal
Mangold	19 kcal
Paprika	21 kcal
Radieschen	16 kcal
Rote Bete	43 kcal
Rotkohl	29 kcal

Rosenkohl	43 kcal
Rucola	25 kcal
Spargel	18 kcal
Spinat	23 kcal
Süsskartoffel	86 kcal
Zucchini	20 kcal
Zwiebel	40 kcal

Fleisch

Bratwurst	375 kcal
Ente	375 kcal
Hirsch	375 kcal
Hähnchenbrust	75 kcal
Kalbfleisch	94 kcal
Lamm	178 kcal
Putenbrust	111 kcal
Salami	507 kcal
Schinken	335 kcal
Speck	645 kcal
Rinderfilet	115 kcal
Rinderhack	212 kcal
Rumpsteak	162 kcal
Schweinefilet	171 kcal
Schweinefleisch, fett	311 kcal
Schweinefleisch, mager	143 kcal
Schweineschnitzel	105 kcal
Wiener Würstchen	375 kcal

Fisch

pro 100 gr.

Forelle	50 kcal
Hecht	50 kcal
Hering	146 kcal
Lachs	137 kcal
Rotbarschfilet	111 kcal
Seelachsfilet	83 kcal
Thunfisch	144 kcal

Nudeln

pro 100 gr.

Bandnudeln, gekocht	142 kcal
Dinkelnudeln, gekocht	128 kcal
Farfalle, gekocht	147 kcal
Tagliatelle, gekocht	159 kcal
Glasnudeln	124 kcal
Vollkornspaghetti	152 kcal

Alkohol

pro 100 ml

Bier	43 kcal
Gin Tonic	377 kcal
Vodka	215 kcal
Wein	83 kcal

Milchprodukte

	pro 100 gr.
Buttermilch	38 kcal
Crème fraîche	292 kcal
Cheddar	403 kcal
Emmentaler	382 kcal
Edamer	251 kcal
Ei	155 kcal
Hüttenkäse	104 kcal
Kokosmilch	136 kcal
Milch	47 kcal
Magerquark	67 kcal
Naturjoghurt	62 kcal
Sahne	204 kcal
Sauerrahm	162 kcal
Saure Sahne	115 kcal
Schmand	240 kcal

Fast Food

	pro 100 gr.
Cheeseburger	250 kcal
Chips	539 kcal
Currywurst	288 kcal
Döner	215 kcal
Kekse mit Schokolade	512 kcal
Vegetarischer Döner	107 kcal
Pizza Margherita	199 kcal
Pizza Salami	245 kcal
Pommes Frittes	291 kcal
Hamburger	291 kcal
Nutella Aufstrich	547 kcal

Kapitel 11: Fitness, Muskelkater und die Kraft der Gemeinschaft

Fitness ist weit mehr als nur eine Reihe von Übungen, die ich in meinen eigenen vier Wänden oder im Fitnessstudio ausführe. Es ist ein Weg, mich selbst zu verbessern, neue Freundschaften zu schließen und mein Wohlbefinden zu steigern. In diesem Kapitel möchte ich mich nicht nur mit dem körperlichen Aspekt des Trainings auseinandersetzen, sondern auch mit den emotionalen und sozialen Dimensionen, die Fitness mit sich bringen kann.

Muskelkater: Ein Zeichen für Fortschritt

Der Muskelkater, den ich nach intensiven Trainingseinheiten erlebe, kann oft ein Thema sein, über das ich stolpere. Er kann unangenehm sein und mir manchmal das Gefühl geben, dass ich mich übernommen habe. Doch es gibt eine gute Nachricht: Muskelkater ist in der Regel ein Zeichen dafür, dass meine Muskeln sich an neue Belastungen anpassen und wachsen.

Wenn ich nach einem Training Muskelkater verspüre, bedeutet das, dass meine Muskelfasern auf Mikroebene kleine Risse erlitten haben, die während der Regeneration stärker werden. Dies ist ein normaler und sogar wünschenswerter Teil des Muskelaufbauprozesses. Der Körper reagiert auf diese Mikroverletzungen, indem er die Muskelfasern repariert und sie stärker macht als zuvor. Auch wenn es sich unangenehm anfühlen kann, ist es in Wirklichkeit ein Zeichen, dass mein Training effektiv war und ich Fortschritte mache.

Die emotionale Seite des Trainings

Neben den physischen Veränderungen hat regelmäßiges Training auch bedeutende Auswirkungen auf mein emotionales Wohlbefinden. Sport kann mir helfen, Stress abzubauen, die Stimmung zu heben und das Selbstbewusstsein zu stärken. Endorphine, die beim Sport freigesetzt werden, sind dafür bekannt, dass sie ein Gefühl der Euphorie erzeugen – oft als "Runner's High" bezeichnet. Dies kann nicht nur mein allgemeines Wohlbefinden verbessern, sondern auch eine positive Einstellung zum Leben fördern.

Die Kraft der Gemeinschaft

Ein oft übersehener Vorteil des Sports ist die Möglichkeit, neue Freunde zu gewinnen und soziale Verbindungen zu stärken. Ob ich nun in einem Verein, in einer Trainingsgruppe oder im Fitnessstudio aktiv bin, die gemeinsame Zeit und das Teilen von Zielen können zu tiefen und dauerhaften Freundschaften führen.
Gemeinsame sportliche Aktivitäten schaffen ein Gefühl der Kameradschaft und Unterstützung. Ich erlebe die Herausforderungen und Erfolge zusammen mit anderen, was ein starkes Gemeinschaftsgefühl erzeugen kann. Das regelmäßige Treffen für Trainingseinheiten schafft nicht nur Routine, sondern auch einen Raum für soziale Interaktionen, die oft zu langanhaltenden Freundschaften führen.

Fitness als Lebensstil

Wenn ich beginne, Fitness in meinen Alltag zu integrieren, werde ich wahrscheinlich feststellen, dass ich mich nicht nur körperlich besser fühle, sondern auch emotional ausgeglichener und sozial aktiver. Der Weg zu einem fitteren Lebensstil ist nicht nur eine Reise zu einem gesünderen Körper, sondern auch eine Gelegenheit, mich selbst besser kennenzulernen und neue Verbindungen zu knüpfen.

Zusammengefasst ist Fitness weit mehr als nur körperliche Bewegung. Muskelkater ist ein Zeichen für Fortschritt, der emotionale Nutzen des Sports kann mein Wohlbefinden steigern, und die soziale Dimension des Trainings kann mir helfen, wertvolle Freundschaften zu schließen. Durch regelmäßige Bewegung investiere ich nicht nur in meine Gesundheit, sondern auch in mein soziales Netzwerk und meine Lebensqualität.

Kapitel 12: Heißhunger und aus Langeweile essen

1. Einleitung: Die unsichtbaren Feinde

In diesem Kapitel werde ich euch erklären, wie Heißhunger und das Essen aus Langeweile unser Essverhalten beeinflussen können. Beide Phänomene sind oft komplexer, als sie auf den ersten Blick erscheinen, und sie sind nicht nur eine Frage des Appetits, sondern auch der Psyche und der Lebensgewohnheiten.

2. Heißhunger: Mehr als nur ein Hungergefühl

Heißhunger kann mich manchmal völlig unerwartet überkommen. Es ist mehr als nur ein einfaches Hungergefühl; es ist eine intensive, oft überwältigende Lust auf bestimmte Lebensmittel. Diese Art von Hunger kann durch verschiedene Faktoren ausgelöst werden:

Emotionaler Stress:

Ich habe festgestellt, dass Stresshormone wie Cortisol mein Verlangen nach süßen und fettigen Lebensmitteln verstärken können. Diese Nahrungsmittel bieten mir oft eine schnelle, wenn auch kurzfristige, emotionale Erleichterung.

Hormonelle Veränderungen

In Zeiten hormoneller Veränderungen, wie während meiner Menstruation oder in der Schwangerschaft, habe ich beobachtet, dass mein Appetit auf bestimmte Lebensmittel intensiver werden kann.

Nährstoffmangel

Wenn ich einen Mangel an bestimmten Nährstoffen, wie Magnesium oder Chrom, habe, verspüre ich manchmal ein stärkeres Verlangen nach speziellen Lebensmitteln.

1. Aus Langeweile essen: Die Tücken der Untätigkeit

Essen aus Langeweile ist ein weiteres Phänomen, das mich oft betrifft. Wenn ich mich langweile oder keine Beschäftigung habe, greife ich manchmal zum Essen, um mich zu beschäftigen oder eine gewisse Befriedigung zu erleben. Hier sind einige Gründe, warum das so ist.

Routine und Gewohnheiten

Gewohnheiten, wie das Knabbern vor dem Fernseher oder beim Lesen, können dazu führen, dass ich automatisch esse, auch wenn ich keinen echten Hunger habe.

Fehlende Alternativen

Wenn mir keine alternativen Beschäftigungen einfallen, erscheint mir das Essen manchmal als die einfachste Möglichkeit, meine Zeit zu verbringen und mich zu unterhalten.

Emotionale Lücken

Langeweile kann auch mit emotionalen Bedürfnissen zusammenhängen. Wenn ich das Gefühl habe, dass mir etwas fehlt oder ich mich unerfüllt fühle, kann das Essen als eine Art Ersatzbefriedigung dienen.

4. Strategien zur Bewältigung

Um mit Heißhunger und dem Essen aus Langeweile besser umzugehen, habe ich einige Strategien entwickelt, die mir helfen, mein Verhalten zu steuern:

Achtsamkeit und Bewusstsein

Ich habe mir angewöhnt, ein Ernährungstagebuch zu führen, um ein besseres Bewusstsein für meine Essgewohnheiten und die Auslöser für Heißhunger oder Langeweile-Essen zu entwickeln.

Gesunde Snacks vorbereiten

Ich halte gesunde Snacks wie Obst, Gemüse oder Nüsse bereit,
um Heißhungerattacken besser zu kontrollieren und mich von
ungesunden Lebensmitteln fernzuhalten.

Emotionale Alternativen finden

Wenn ich emotionale oder psychologische Bedürfnisse
identifiziere, suche ich nach gesunden Wegen, diese zu
adressieren. Aktivitäten wie Sport, Meditation oder das Führen
eines Tagebuchs helfen mir dabei.
- **Beschäftigung schaffen:** Ich versuche, mich mit sinnvollen
Aktivitäten zu beschäftigen, die mich interessieren. Hobbys,
Ehrenamtliche Tätigkeiten oder kreative Projekte bieten mir
positive Ablenkungen und verhindern, dass ich aus Langeweile
esse.

5. Schlussfolgerung: Ein ausgewogenes Verhältnis finden

Heißhunger und das Essen aus Langeweile sind komplexe
Phänomene, die sowohl physische als auch emotionale
Ursachen haben. Indem ich die zugrunde liegenden Faktoren
verstehe und Strategien zur Bewältigung anwende, kann ich ein
gesünderes Verhältnis zum Essen entwickeln. Ein
ausgewogenes Leben, in dem körperliche und emotionale
Bedürfnisse gleichermaßen berücksichtigt werden, ist der
Schlüssel, um diese Herausforderungen erfolgreich zu meistern.

Kapitel 13: Die Kunst der Balance: Gesunde Ernährung im Alltag

1. Einleitung: Die Herausforderung der Balance

In diesem Kapitel werde ich euch zeigen, wie wichtig es ist, eine Balance in unserer Ernährung zu finden und wie wir diese Balance in unseren hektischen Alltag integrieren können. Eine ausgewogene Ernährung ist nicht nur wichtig für unsere körperliche Gesundheit, sondern auch für unser allgemeines Wohlbefinden. Doch die Kunst der Balance kann eine Herausforderung darstellen, besonders wenn der Alltag vollgepackt ist mit Verpflichtungen und Stress.

2. Die Grundlagen der Balance

Eine ausgewogene Ernährung bedeutet, dass wir eine Vielfalt an Lebensmitteln konsumieren, um alle notwendigen Nährstoffe zu erhalten. Dazu gehören:

- **Makronährstoffe:** Proteine, Fette und Kohlenhydrate. Diese sollten in einem gesunden Verhältnis zueinanderstehen. Proteine unterstützen den Muskelaufbau, Fette sind wichtig für Zellstrukturen und Hormone, und Kohlenhydrate liefern uns Energie.

- **Mikronährstoffe:** Vitamine und Mineralstoffe, die in kleinen Mengen notwendig sind, aber große Auswirkungen auf unsere Gesundheit haben. Sie spielen eine Rolle bei nahezu allen Körperfunktionen, von der Immunabwehr bis zur Knochenstärkung.

- **Flüssigkeitszufuhr:** Ausreichendes Trinken ist essenziell. Wasser, ungesüßter Tee oder verdünnte Fruchtsäfte sind gute Optionen

4. Die Rolle von Bewegung und Genuss

Eine ausgewogene Ernährung ist nur ein Teil des Puzzles. Bewegung und Genuss spielen ebenfalls eine wichtige Rolle:

- **Regelmäßige Bewegung:** Sport und körperliche Aktivität sind essenziell für meine Gesundheit. Sie unterstützen nicht nur mein Herz-Kreislaufsystem, sondern helfen auch dabei, den Stoffwechsel zu regulieren und Stress abzubauen.

- **Genuss bewusst erleben:** Ich habe gelernt, dass es wichtig ist, Essen auch zu genießen. Wenn ich mir bewusst Zeit nehme, um meine Mahlzeiten zu genießen und kleine Portionen von Dingen, die ich gerne esse, in meine Ernährung einzubauen, fühle ich mich zufriedener und weniger versucht, unkontrolliert zu naschen.

5. Umgang mit Herausforderungen

Der Weg zur Balance ist oft nicht gerade. Hier sind einige Strategien, die mir geholfen haben, Herausforderungen zu meistern:

- **Bewältigung von Stress:** Stress kann meine Ernährungsgewohnheiten negativ beeinflussen. Daher ist es hilfreich, Stressbewältigungstechniken wie Meditation, Yoga oder einfach entspannende Freizeitaktivitäten in meinen Alltag zu integrieren.

- **Selbstmitgefühl:** Ich habe gelernt, mir selbst gegenüber nachsichtiger zu sein. Perfektion ist nicht das Ziel; vielmehr geht es darum, regelmäßig gesunde Entscheidungen zu treffen und sich selbst kleine Rückschläge zu verzeihen.

6. Schlussfolgerung: Eine ausgewogene Ernährung als Lebensstil

Eine ausgewogene Ernährung im Alltag ist keine einmalige Aufgabe, sondern ein kontinuierlicher Prozess. Es geht darum, einen gesunden Lebensstil zu entwickeln, der sich in den Alltag integrieren lässt.

Durch Planung, Vorbereitung und ein Bewusstsein für die eigenen Bedürfnisse kann jeder von uns eine Balance finden, die sowohl die körperliche Gesundheit unterstützt als auch das allgemeine Wohlbefinden fördert

Kapitel 14: Fitnesssprüche
Deine tägliche Motivation zum Erfolg!

Motivation ist der Schlüssel, um auf deinem Weg zum Ziel zu bleiben. Hier sind kraftvolle Sprüche und Mantras, die dich daran erinnern, warum du angefangen hast, und dir helfen, dranzubleiben – auch an schwierigen Tagen.

Motivationssprüche für den Anfang

1. „Jeder Fortschritt beginnt mit dem ersten Schritt."
2. „Träume nicht von deinem Ziel – arbeite dafür."
3. „Es ist nie zu spät, neu anzufangen."
4. „Erwarte keine schnellen Erfolge – die besten Dinge brauchen Zeit."
5. „Fang klein an, aber hör niemals auf."

Sprüche für Durchhaltevermögen

6. „Schmerz ist nur vorübergehend, Stolz ist für immer."
7. „Die einzige Person, mit der du dich messen solltest, bist du selbst."
8. „Du kannst müde sein, aber gib niemals auf."
9. „Disziplin schlägt Motivation an jedem Tag."
10. „Du bist stärker als deine Ausreden."

<u>Sprüche zur Ernährung</u>

11.	„Du bist, was du isst – also iss so, wie du leben willst."

12.	„Essen sollte den Körper nähren, nicht den Geist beruhigen."

13.	„Ein gesunder Körper beginnt in der Küche."

14.	„Schokolade aufteilen – nicht aufgeben!"

15.	„Trink Wasser und entspann dich – du bist auf dem richtigen Weg."

Sprüche für die Fitnessroutine

16.   „Eine Stunde Training sind nur 4% deines Tages."

17.   „Du wirst es nie bereuen, trainiert zu haben – aber immer, wenn du es nicht getan hast."

18.   „Jeder Tropfen Schweiß ist ein Schritt näher an deinem Ziel."

19.   „Trainiere, weil du deinen Körper liebst, nicht weil du ihn hasst."

20.   „Das Gewicht, das du hebst, ist nicht so schwer wie die Zweifel, die du überwindest."

Sprüche für schwierige Tage

21.   „Erfolg bedeutet, trotz Hindernissen weiterzumachen."

22.   „Die besten Geschichten entstehen aus den härtesten Kämpfen."

23.   „Heute fühlt sich schwer an – morgen wird es sich lohnen."

24.   „Dein stärkster Muskel ist deine Willenskraft."

25.   „Ein schlechter Tag ist kein Grund, alles hinzuwerfen."

Langfristige Motivation

26.   „Erfolg ist die Summe kleiner Schritte, die jeden Tag wiederholt werden."

27.   „Was du heute tust, bestimmt, wo du morgen stehst."

28.   „Ein gesunder Lebensstil ist keine Phase, sondern eine Entscheidung fürs Leben."

29.   „Bleib dabei – du bist näher dran, als du denkst."

30.   „Hör nicht auf, bis du stolz bist."

Belohnung und Selbstliebe

31.   „Dein Körper ist dein Zuhause – behandle ihn gut."
32.   „Belohne dich mit Stärke, nicht mit Bequemlichkeit."
33.   „Ein gesunder Körper führt zu einem glücklichen Geist."
34.   „Liebe dich selbst genug, um für dich zu kämpfen."
35.   „Fitness ist kein Ziel – es ist eine Lebenseinstellung."

Diese Sprüche kannst du dir aufschreiben, als Hintergrundbild speichern oder laut aufsagen, wann immer du zusätzliche Motivation brauchst. Dein Weg mag nicht immer leicht sein, aber du bist fähig, stark und entschlossen genug, ihn zu meistern!

Vielen Dank

Herzlichen Glückwunsch, dass du es bis hierhergeschafft hast!

Du hast nicht nur wertvolles Wissen über Fitness und Gesundheit erlangt, sondern auch den ersten Schritt in Richtung eines aktiveren und gesünderen Lebensstils gemacht. Es ist wichtig, sich daran zu erinnern, dass der Weg zum Fitness nicht immer einfach ist. Es wird Höhen und Tiefen geben, aber jeder Schritt, den du machst, bringt dich näher zu deinen Zielen.

Ich hoffe, dass die Tipps und Strategien in diesem Buch dir helf
en, deine Motivation aufrechtzuerhalten und deine Fortschritte z
u verfolgen. Denke daran, dass jeder Körper einzigartig ist und
dass es keine „Einheitsgröße" für Fitness gibt. Finde heraus, wa
wig mit dir selbst und feiere jeden kleinen Erfolg auf deinem We
g.

Wenn du Fragen hast oder zusätzliche Unterstützung benötigst,
stehe ich dir gerne zur Verfügung. Zögere nicht, mir auf Instagr
am zu schreiben: caaal.meee.lali.

Ich freue mich darauf, von dir zu hören und dich auf deiner Reis
e zu begleiten. Gemeinsam können wir Herausforderungen mei
stern und Erfolge feiern.

Denke daran, dass Fitness nicht nur eine Phase ist, sondern ein
Lebensstil. Halte deine Ziele im Blick, bleibe motiviert und umg
ebe dich mit positiven Einflüssen. Ich wünsche dir viel Erfolg un
d Freude auf deinem Weg zu einem Gesünderen Ich. Du hast d
as Potenzial, alles zu erreichen, was du dir vornimmst. Mach we
iter so!

Eure Laura <3

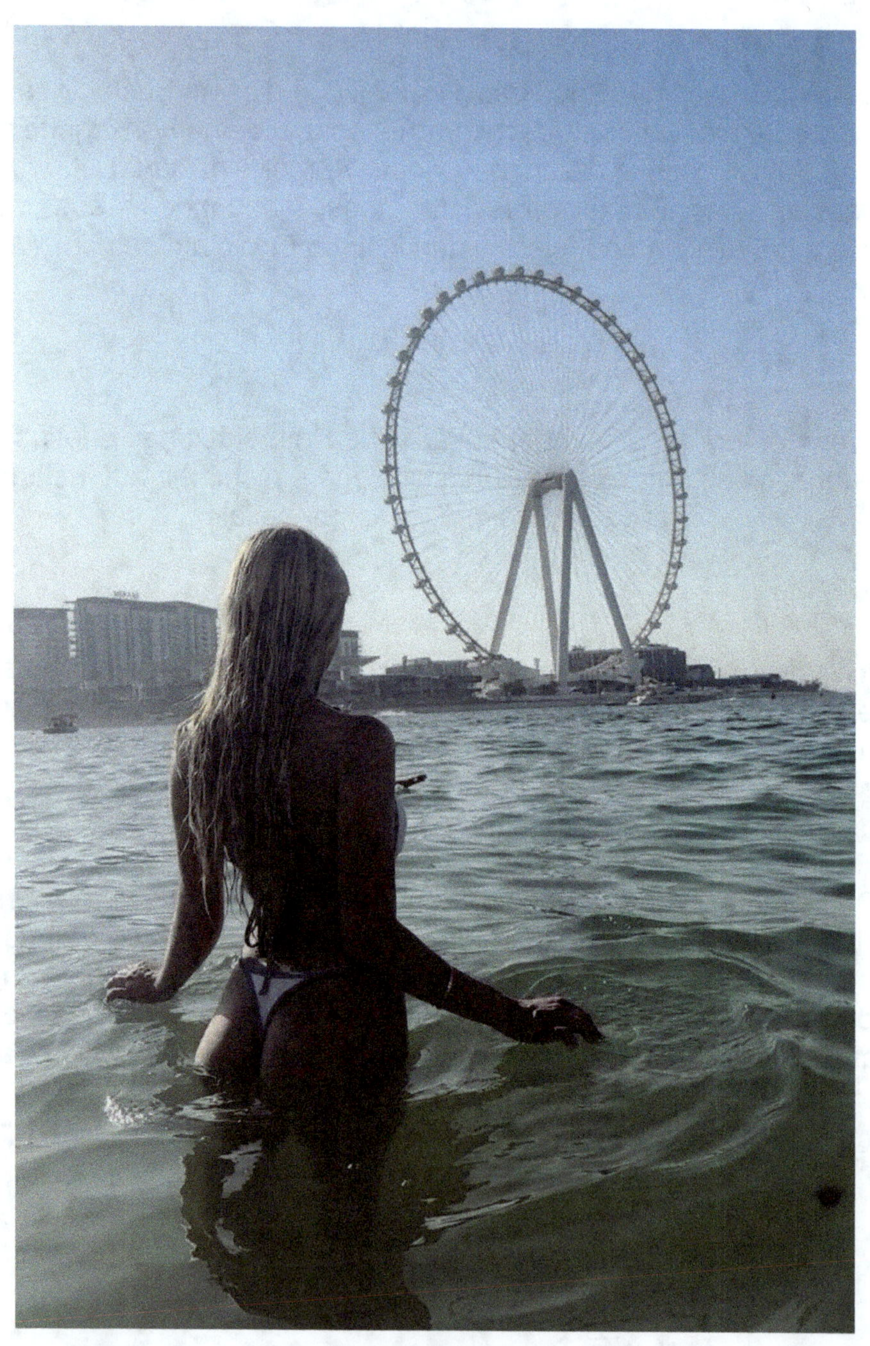

@caaal.meee.lali